당영양소
특허의 가치

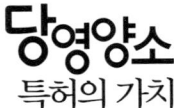
당영양소
특허의 가치

초판 인쇄 2017년 06월 08일
초판 발행 2017년 06월 15일

지은이 최신혜 박사
감수 강형석 변리사
펴낸이 이태규
북디자인 박채아 • **영업마케팅** 전유지 • **전자책** 김진도

발행처 아이프렌드
주소 대전광역시 서구 문정로 90번길 21 이노빌딩 401호(탄방동 787번지)
전화 042-485-7844 **팩스** 042-367-7844
주문전화 070-7844-4735~7
홈페이지 www.ifriendbook.co.kr
출판등록번호 제 305 호

ⓒ최신혜(저작권자와 맺은 특약에 따라 검인을 생략합니다.)
ISBN 978-89-6204-208-5 (03510)

이 책은 저작권법에 따라 보호받는 저작물이므로 무단 전재와 무단 복제를 금지하며,
이 책 내용의 전부 또는 일부를 이용하려면 반드시 저작권자와 아이프렌드의
서면동의를 받아야 합니다.

• 값은 뒤표지에 있습니다.
• 잘못된 책은 구입처에서 바꾸어 드립니다.

당영양소
특허의 가치

아이프렌드

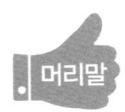 머리말

    제가 작년 이맘때 당영양소를 소개받아 제품 체험을 하면서, 매나테크 회사가 당영양소 관련 제품을 독점으로 취급하면서 독점 특허권을 보유하고 있다는 것을 듣게 된 것 같습니다.
    운 좋게도, 저는 화학을 오랫동안 공부하였고, 또 그 경력덕분에 특허청 심사관으로 임용될 수 있었습니다. 그곳에서 3년이 조금 안 되는 시간동안 특허에 대해 배울 수 있었고, 특히 심사 업무를 통해 특허 전반을 파악하는 좋은 기회를 얻었습니다. 또 그곳에서 특허 기술사업화라는 분야를 전망하게 되었고, 현재의 직장에서 특허관리와 기술마케팅의 업무를 실제로 수행하면서, 돈이 되는 특허, 가치 있는 특허를 발굴하여 기업에 기술이전하는 업무 전반을 경험하게 되었습니다. 그 과정을 통해 특허를 출원하고, 특허권을 소유하는 것에 비해 특허 기술을 제품화 하여 실제로 활용하는 단계로 진입하기까지가 얼마나 어렵고, 여러 가지 변수들이 작용하는지에 대해 경험하기도 했습니다. 이러한 배경을 가진 저에게, 매나테크의 독점 특허권이라

는 것 자체가 상당히 매력적으로 다가왔고, 일반 사업자들이 이해한 것보다 좀 더 다른 측면에서, 매나테크의 특허가 어떤 가치가 있는지 쉽게 파악이 되었습니다.

특별히, 매나테크 회사가 겪어 낸 특허침해소송과 관련한 내용들을 보면서, 적어도 효과가 있다는 얘기군! 이라고 혼잣말을 중얼거렸던 기억이 납니다. 건강기능식품과 관련한 등록특허 몇 건을 보유한 차원의 단순한 얘기가 아니라, 과학적인 자료들을 바탕으로 하여 특허기술을 제품화하고, 당영양소 제품을 최초로 선점한, 매나테크가 보유한 특허의 가치에 대해 다소 건방질 수 있으나, 제가 저의 배경지식에 근거해서 강조하고 싶은 내용들을 공유 드리고 싶습니다. 그리고 매나테크의 특허를 살펴봄으로써, 매나테크 회사가 진정으로 추구하는 바에 대해 사업자로서 회사를 신뢰하며 특허 독점으로 당영양소 제품을 선점한 매나테크라는 브랜드가치를 높이는 일에, 모든 사업자들이 동기부여가 될 수 있기를 기대하며, 그 일에 작은 보탬이 되고자 합니다.

2017년 4월, 최신혜

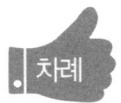 차례

머리말 04

1. 특허, 왜 필요하십니까? 10

2. 가치 있는 특허인가? 18

3. 매나테크가 보유한 특허의 가치 24

4. 특허를 넘어선 브랜드가치, 매나테크! 62

부록 67

1. 특허, 왜 필요하십니까?

1

특허,
왜 필요하십니까?

　특허제도는 사유재산 개념이 발달하면서 함께 발전한 것으로 볼 수 있는데, 15세기 초에 베니스 공화국에서 유리제조업과 모직 등의 수공업이 발달하면서, 다른 도시들 간의 경쟁이 심한 것에 대비하여 관련 기술자들에게 특권을 주고 발명을 보호하기 위해 최초의 특허법이라 볼 수 있는 베니스 특허법을 제정하였다고 한다. 그 특허법의 내용 중에 바로 발명자에게 배타적인 권리를 인정한다는 것이 포함되면서, 이후 다른 유럽 국가들에도 전해지게 되었고, 17세기에 성문화된 특허법으로 영국의 전매조례(The Statute monopolies)가 제정되었으며, 19세기 이후에 미국의 특허제도에서 보다 "재산권"의 개념이 굳혀진 것으로 볼 수 있다.

(참고 : 우리나라에서도 1900년 초에, 일본이 한국 내에서 자국의 지식재산권 보호를 요구하면서 한일조약에 그 내용들을 포함시켜 특허법의 시초가 되었다 볼 수 있고, 이후 1946년에 미국과 일본의 특허법을 참고로 하여 우리나라 최초의 특허법이 제정되었다.)

그러나 이렇게 특허제도를 통해 발명자 개인에게 독점권을 인정해 주는 이유, 목적은 바로 과학기술산업의 발전을 위함이다.

> **특허법 제1조(목적)**
> 이 법은 발명을 보호·장려하고 그 이용을 도모함으로써 기술의 발전을 촉진하여 산업발전에 이바지함을 목적으로 한다.

그래서 특허를 출원하면 출원일로부터 1년 6개월이 되는 시점에 그 내용을 공개해야 하는데, 기술을 공개함으로써, 그 기술과 관련한 산업 및 그 기술을 이용한 또 다른 산업의 발전을 꾀하게 되며 산업의 발전을 통해 일반 사람들(국민)이 혜택을 누

리도록 하면서, 그 특허의 발명자 또는 특허권의 소유자에게는 그 특허기술이 이용됨에 따른 대가로 보상(라이센싱 대가, 기술료)을 받도록 하고자 한 것이다.

이러한 특허제도의 탄생 배경과 목적을 살펴본 것은, 특허의 가치를 살펴볼 때, 실제로 특허가 활용/이용되는지를 확인하는 것이 중요하다는 점을 강조하고자 함이다. 독점권으로 확보한 특허를 가지고도, 본인도 사용하지 않고, 또 남들도 전혀 관심이 없는 특허기술이라면, 아무 가치가 없고 되레 특허권을 유지할 이유도 없기 때문이다.

그렇다면, 특허 독점권을 활용하려는 입장에서 특허권에 대해 좀 더 설명해 보겠다.

대부분의 사업자, 특히나 생산자들은 제품과 관련한 특허를 가지고자 한다. 정확히 말하면, 특허권(特許權)이라는 권리를 소유함으로써, 해당 제품에 대한 권리를 행사하고자 함을 의미할 것이다. 특허는 출원되어 해당 심사과정을 거쳐 최종 등록이 결정되면, 권리로서 설정이 되며 특허권이 발생된다. 특허권이 발생되면, 특허권자는 업(業)으로서 특허발명을 "실시"할 권리를 독점하게 되는데, 특허법 제2조(정의)에 따른, "실시"의 정의는 다음과 같다.

> **제2조(정의) 3. "실시"란 다음 각 목의 구분에 따른 행위를 말한다.**
>
> 가) 물건의 발명인 경우: 그 물건을 생산·사용·양도·대여 또는 수입하거나 그 물건의 양도 또는 대여의 청약(양도 또는 대여를 위한 전시를 포함한다. 이하 같다)을 하는 행위
>
> 나) 방법의 발명인 경우: 그 방법을 사용하는 행위
>
> 다) 물건을 생산하는 방법의 발명인 경우: 나목의 행위 외에 그 방법에 의하여 생산한 물건을 사용·양도·대여 또는 수입하거나 그 물건의 양도 또는 대여의 청약을 하는 행위

특허권자는 특허발명을 독점적으로 실시하면서, 적어도 특허권이 존속하는 기간 동안에는 제3자를 방어하면서, 해당 특허발명을 활용하여 수익을 독점화, 극대화할 수 있는 기회를 얻게 되는 것이다. 이러한 측면에서, 앞서 이미 언급하였듯이, 특허는 발명을 생산 및 사용하는 등의 실시할 권리를 부여하는 것이 아니라 배타적인 권리(Exclusive Right)를 부여하는 것임을 이해할 수 있다.

"일반적으로 모든 사람은 자유롭게 자신이 바라는 것을 생산 사용할 수 있으며 이것을 정부로부터 허여 받을 필요는 없다. 특허는 타인으로부터 발명의 실시를 배제시킬 수 있는 권리를 부여하는 것이다. 특허는 발명을 실시할 권리를 부여하는 것은 아니기 때문에, (중략) 만일 특허권자가 자신의 특허발명을 실시하는 것이 다른 법률에 위반하게 되는 것이라면, 그 발명을 생산사용할 수 없게 된다."(미국특허법 제4판(이해영 저)

즉, 특허권의 바람직한 행사는 제3자를 배제한 안정적인 독점권이 보장될 때에 그 권리 효과가 극대화될 수 있다.

2. 가치 있는 특허인가?

2

가치 있는 특허인가?

그러나 산업이 매우 다양하게 세분화되어 있고, 또 여러 기술들이 융복합된 형태로 고도화되고 있는 현대의 산업에서는, 천상천하 유아독존의 의미를 가지는 단독으로 완성된 제품이나 기술이 존재하지 않는다. 소위 원천기술에 해당하는 단독 기술의 구분 자체가 어려운 점, 또 기술의 수명이 길지 않은 점, 더욱이 기술의 난이도 극복이 엄청난 속도로 진행되고 있기 때문에 적어도 특허 한 두건, 아니 수십 건의 해당 기술 관련 특허를 보유하고 있더라도 그것으로 온전한 독점권을 기대할 수는 없다. 우리가 가끔씩 듣게 되는 글로벌 대형 기업들 간의 특허

침해소송이 이를 대변한다. 삼성과 애플 간의 특허 침해 소송의 내용들을 살펴보더라도, 어느 경우에는(또는 특허권이 설정된 특정 국가에서는) 삼성이 승소하거나 또는 애플이 승소하거나 하는 등의 결과를 볼 수 있지, 항상 삼성의 승리, 또는 항상 애플의 승리라고 판정이 나지 않는다. 이에 대해서는 좀 더 세분화된 분석이 필요하긴 하지만, 저자의 입장에서 한 가지 말하고자 하는 점은, 삼성이든, 애플이든 어느 누구도 완전한 독점권을 누릴 수 있는 원천특허를 소유하고 있지 않기 때문이라는 것이다.

그래서 현장에서는, 침해소송의 결과로서 서로가 각자 소유하고 있는 특허권의 내용을 적당한 선에서 서로 공유하는 cross license로 결론을 내리고, 이익을 공유하는 정도에서 정리되는 경우도 많다.

물론, 이러한 경향은 기술 군에 따라 다를 수 있고, 제약회사의 신약과 관련한 경우에서는, 특허침해와 관련한 엄청난 손해배상 등이 실제로 있기 때문에, 오리지널 의약품의 특허가 만료되는 시점이후에 복제약(제네릭)이 판매되도록 하는 전략을 철저히 구사하고 있다.

그러면, 특정 회사가 보유한 특허발명(기술)이 가치가 있는지를 일반인들이 어떻게 쉽게 알 수 있을까?

첫째는, 특허 포트폴리오를 살펴보면 된다. 물론, 각 회사의 특허 포트폴리오는 영업 비밀에 해당하는 주요 전략이기 때문에, 이를 쉽게 공개하지 않는다. 그렇기 때문에 내용적인 로드맵을 보지 않더라도 기본적으로는 특허의 양적 규모를 확인하고 또 어떤 나라에 특허가 등록되어 권리가 설정되어 있는지를 살펴보는 정도면 된다.

즉, 특허포트폴리오에서는 원천특허와 개량특허들이 얼마나 존재하는지 그 양적 규모를 통해 적어도 특허를 통해 기술/제품의 보호 활동이 어느 정도인지를 가늠하게 된다. 또 특허는 속지주의의 특성을 가지기 때문에 등록이 설정된 그 나라에서만 권리발생 효력을 가진다. 따라서 한국에만 등록된 특허보다는, 미국, 유럽, 일본, 중국 등 시장이 크게 형성된 주요국가에도 특허권이 설정되어 있다면 적어도 그 나라에서도 수익을 낼 수 있는 기회를 일단 확보한 것으로 이해하면 될 것이다.

따라서 특허 포트폴리오를 살펴본다는 것은 구체적으로 보유한 특허의 양적인 규모, 특허를 받은 내용이 무엇인지를 통해 얼마나 강력한 독점권을 행사할 수 있는지를 대략적으로 가늠하게 한다.

둘째는, 특허발명/기술이 활용되고 있는지를 살펴보는 것이다. 즉 특허발명/기술과 관련한 제품이 있거나, 해당 특허와 관련한 소송이나 분쟁의 이력이 있거나, 또는 일부 관련 기술이 타 기관에 기술이전(License out)된 이력 등으로 특허가 활용되고 있다면, 적어도 그 특허발명/기술과 관련한 특허권은 활용 가치가 있다고 볼 수 있기 때문이다.

운전면허증을 가진 모든 사람이 운전면허증을 활용하고 있지는 않다. 누군가들은 활용하여 운전을 하고 있지만, 누군가들은 장롱면허를 가질 뿐, 대중교통을 이용하고만 있을 것인데, 만일 접촉사고라도 있다는 것은, 적어도 운전면허를 활용하고 있다고 해석할 수 있다.

3. 매나테크가 보유한 특허의 가치

3

매나테크가 보유한 특허의 가치

그러면 앞서 언급한 두 가지 관점, 첫째, 특허 포트폴리오 관점에서 보유한 특허의 양적 규모와 또한 특허 받은 내용이 무엇인지를 중심으로, 매나테크가 보유한 특허권이 독점권으로서 어떠한 의미가 있는지를 살펴보겠고, 다음으로 특허발명/기술의 활용 측면에서 매나테크가 보유한 특허의 가치에 대해 저자의 지식으로 파악한 내용들을 공유하고자 한다.

이를 위해서, 먼저는 매나테크가 보유한 특허에서, 특허받은 내용이 무엇인지를 먼저 알아보는 것이 필요할 것인데, 편의상 한국특허를 대상으로 정리한 내용을 공유하고자 하며, 참고로 한국특허의 청구항 등의 내용은 패밀리 특허(외국 특허)들과 거의 내용상 동일하다.

1) 매나테크의 한국특허들

특허 받은 것이 무엇인지를 확인할 때는, 특허 명세서의 청구항을 확인해야 한다. 전 세계 공통적으로 특허 청구항의 말미 (category)는 물질 또는 방법으로 작성이 되며, 통상 조성물 특허 또는 방법특허라고 명명하기도 한다.

한국특허정보원의 특허정보검색넷(www.kipris.or.kr) 또는 윕스 (www.wips.co.kr) 등의 검색 넷을 통해서 공개, 등록된 특허의 원문과 행정정보 등의 많은 내용들을 확인할 수가 있다.

검색창에서 특허실용신안을 선택하고, 상세검색창에서 출원인 부분에 '마나테크'로 입력하여 검색을 시작하면, 2017년 3월 17일자 기준, 12건의 이력이 출력된다.

순번	출원번호	발명의 명칭	상태	출원일자	등록번호	등록일자
1	1019997001046	식이 보조제 용도의 식물 탄수화물 조성물(Composition of plant carbohydrates as dietary supplements)	등록	1999.02.08	100450097	2004.09.15
2	1020067003916	항산화제 감지기, 방법 및 조성물(Antioxidant sensor, methods and compositions)	등록	2006.02.25	100805521	2008.02.13
3	1020077019754	항산화 건강 보조식품(Antioxidant dietary supplement)	등록	2007.08.29	100805474	2008.02.13
4	1020077022601	영양 보조제의 조절된 방출을 위한 방법 및 조성물(Methods and compositions for modified release fo nutritional supplements)	등록	2007.10.02	101202607	2012.11.13
5	1020077022577	영양 보충물의 조절된 방출을 위한 방법 및 조성물(Methods and compositions for modified release of nutritional supplements)	거절	2007.10.02		
6	1020087022175	흡수 및 생물학적 이용 증진을 위한 완전 천연 종합 비타민 및 종합 미네랄 건강 보조제(All natural multivitamin and multimineral dietary supplement formulations for enhanced absorption and biological utilization)	등록	2008.09.10	101464500	2014.11.18

7	1020137030257	선택된 비병원성 미생물에 의한 천연 폴리사카라이드의 프로세싱 및 이의 제조 방법 및 사용 방법 (Processing of natural polysaccharides by selected non-pathogenic microorganisms and methods of making and using the same)	등록	2009.12.09	101493302	2015.02.09
8	1020067003916	흡수 및 생물학적 이용 증진을 위한 완전 천연 종합 비타민 및 종합 미네랄 건강 보조제(All natural multivitamin and multimineral dietary supplement formulations for enhanced absorption and biological utilization)	등록	2013.11.14	101563528	2015.10.21
9	1020137031566	성인 사람 개체에서의 식물 폴리사카라이드의 급성 인지 및 기분 효과 (ACUTE COGNITIVE AND MOOD EFFECTS OF PLANT POLYSACCHARIDES IN ADULT HUMAN SUBJECTS)	거절	2013.11.27	* 11번 특허로 분할출원 하여 심사 진행 중	

10	1020157019686	흡수 및 생물학적 이용 증진을 위한 완전 천연 종합 비타민 및 종합 미네랄 건강 보조제(All natural multivitamin and multimineral dietary supplement formulations for enhanced absorption and biological utilization)	등록	2015.07.20	101661246	2016.09.23
11	1020167008979	성인 사람 개체에서의 식물 폴리사카라이드의 급성 인지 및 기분 효과 (ACUTE COGNITIVE AND MOOD EFFECTS OF PLANT POLYSACCHARIDES IN ADULT HUMAN SUBJECTS)	공개	2016.04.05		
12	1020167026315	흡수 및 생물학적 이용 증진을 위한 완전 천연 종합 비타민 및 종합 미네랄 건강 보조제(All natural multivitamin and multimineral dietary supplement formulations for enhanced absorption and biological utilization)	등록	2016.09.23	101716128	2017.03.08

위의 특허들의 대표항인 청구항 1항의 내용은 다음과 같다.

순번	발명의 명칭	청구항 1항	상태
1	식이 보조제 용도의 식물 탄수화물 조성물	갈락토즈, 글루코즈, 만노즈, 크실로즈 및 아세틸화 만노즈로 이루어진 제1군의 당에서 선택되는 1개 이상의 당; 및 N-아세틸뉴라민산, 푸코즈, N-아세틸갈락토즈아민, N-아세틸글루코즈아민, 아라비노즈, 글루쿠론산, 갈락투론산, 이두론산, 아라비노갈락탄, 글루코즈아민 및 갈락토즈아민으로 이루어진 제2군의 당에서 선택되는 1개 이상의 당을 영양학적 유효량 포함하고, 포유동물 당단백질의 필수 구성 성분인 유도체화되거나 유도체화 되지 않은 단량체, 소중합체 또는 중합체 형태의 당류 영양 제품을 제공하는 식이 보조제.	등록
2	항산화제 감지기, 방법 및 조성물	혼합물 중의 친유성 항산화제(親油性 抗酸化濟: lipophilic anti-oxidant)와 소유성 항산화제(疏油性 抗酸化濟, lipophobic anti-oxidant)의 항산화제 활성을 직접 검출하는 장치로서, 유체 시스템; 유체 시스템과 유동적으로 교류하는 용존 산소 감지기를 포함하는 검출기 시스템; 및 상기 검출기 시스템 및 유체 시스템과 연결되어 데이터 수집, 유체 및 시료의 조절 및 데이터 처리를 제공하는 데이터 프로세서 시스템을 포함하고, 상기 유체 시스템은 용매, 물 및 계면활성제 혼합물 중의 친유성 항산화제 및 소유성 항산화제를 모두 갖는 것으로 의심하는 시료 및 컨쥬게이트된 이중 결합을 갖는 분자, 질소 또는 황 함유 화합물 또는 이의 혼합물로부터 선택되는 산소 라디칼 민감성 분자를 검출기 시스템에 전달할 수 있으며, 산소 감지기는 용매, 물 및 계면활성제 혼합물 중의 친유성 및 소유성 항산화제를 동시에 검출하는 것을 특징으로 항산화제 활성 검출 장치.	등록
3	항산화 건강 보조 식품	항산화 건강 보조 식품(antioxidant dietary supplement)으로서, 분리 및 정제된 소유성 항산화제; 및 분리 및 정제된 친유성 항산화제를 포함하며, 결합된 소유성 및 친유성 항산화제의 용존 산소 값은 1g 당 6,000 uMol Trolox Equivalents(TE) 이상인 것을 특징으로 하는 항산화 건강 보조 식품.	등록

4	영양 보조제의 조절된 방출을 위한 방법 및 조성물	하나 이상의 장쇄 다당류의 영양학적 유효량, 및 항산화제, 비타민, 당류, 무기물, 아미노산, 핵산, 이의 혼합물 및 배합물로부터 선택된 하나 이상의 영양 보조제의 영양학적 유효량을 포함하는 방출 조절된 식이 보조제로서, 당해 식이 보조제가 100 psi(689.4 kPa) 이상의 압력에서 압축되고, 영양 보조제의 85%가 1 내지 8시간에서 방출됨을 특징으로 하는, 방출 조절된 식이 보조제.	등록
5	영양 보충물의 조절된 방출을 위한 방법 및 조성물	100psi를 초과하는 압력에서 압축되며, 하나 이상의 분리 및 정제된 장쇄 다당류; 및 항산화물, 비타민, 당류, 미네랄, 아미노산, 핵산 및 이들의 혼합물 또는 배합물로부터 선택된 하나 이상의 영양 보충물을 포함하는 방출 조절형 식이 보충물.	거절
6	흡수 및 생물학적 이용 증진을 위한 완전 천연 종합 비타민 및 종합 미네랄 건강 보조제	생물반응기 시스템(bioreactor system) 내에서 사람 결장 세균(human colonic bacteria)과 함께 미리 배양된 하나 이상의 천연 폴리사카라이드로부터 제조된 보충물을 포함하는 식이 보충물로서, 상기 사람 결장 세균이 폴리사카라이드를 프로세싱 하여 생성된 프로세싱된 폴리사카라이드가 영양 보충물로 제공되는, 식이 보충물.	등록
7	선택된 비병원성 미생물에 의한 천연 폴리사카라이드의 프로세싱 및 이의 제조 방법 및 사용 방법	생물반응기 시스템(bioreactor system) 내에서 사람 결장 세균(human colonic bacteria)과 함께 미리 배양된 하나 이상의 천연 폴리사카라이드로부터 제조된 보충물을 포함하는 식이 보충물로서, 상기 사람 결장 세균이 폴리사카라이드를 프로세싱 하여 생성된 프로세싱된 폴리사카라이드가 영양 보충물로 제공되는, 식이 보충물.	등록

| 8 | 흡수 및 생물학적 이용 증진을 위한 완전 천연 종합 비타민 및 종합 미네랄 건강 보조제 | 영양학적 유효량의 식물유래 미네랄로서, 상기 식물유래 미네랄 중의 각각의 미네랄의 양이 표준화되고, 상기 미네랄이 철, 셀레늄, 크롬, 바나듐, 구리, 망간, 몰리브덴, 요오드 및 아연이고, 상기 식물이 브라씨카 나푸스(Brassica napus), 브라씨카 라파(Brassica rapa), 브라씨카 준세아(Brassica juncea), 메디카고 사티바(Medicago sativa) 및 오리자에 사티바(Oryzae sativa) 종자의 묘목(seedling)으로 이루어진 그룹으로부터 선택되는 식물유래 미네랄;

비타민 A, β-카로텐 단독, 카로테노이드, 리코펜, 루테인, 제아크산틴, 크립토크산틴, 티아민(비타민 B1), 리보플라빈(비타민 B2), 니아신(비타민 B3), 판토텐산(비타민 B5), 피리독신(비타민 B6), 폴레이트(비타민 B9), 시아노코발아민(비타민 B12), 비타민 C 복합체, 비타민 D, 비타민 E, 토코페롤, 토코트리엔올 및 이들의 배합물로부터 선택되는, 영양학적 유효량의 하나 이상의 천연 비타민 또는 프로비타민;

6.0% 글루코시놀레이트로 표준화된 브로콜리 추출물, 10%로 표준화된 리코펜, 3% 또는 10%로 표준화된 β-카로텐, 10%로 표준화된 루테인, 50% 폴리페놀로 표준화된 포도박 추출물, 35% 유기산으로 표준화된 크랜베리 추출물, 95% 폴리페놀 및 50% 에피갈로카테킨 갈레에이트(ECGO로 표준화된 녹차 추출물, 루틴 NF, 알로에 겔, 35% 폴리페놀로 표준화된 크랜베리 추출물, 및 95%로 표준화된 쿠에르세틴으로부터 선택된 하나 이상의 표준화된 식물화물질; 및

영양학적 유효량의 칼슘을 포함하는, 정제 형태의 건강 보조제(dietary supplement formulation)로서, 상기 건강 보조제가 2,000psi를 초과하는 압력 하에 압축되고, 상기 건강 보조제의 85%가 1 내지 8시간 내에 방출되는, 건강 보조제. | 등록 |

9	성인 사람 개체에서의 식물 폴리사카라이드의 급성 인지 및 기분 효과	인지, 기분, 학습, 기억의 향상이 필요하거나, 스트레스, 불안, 정신적 피로의 감소가 필요하거나, 행동의 수정이 필요하거나, 또는 이들의 임의의 조합이 필요한 사람 개체를 식별하는 단계; 및 영양학적 유효량의 식이 보충제를, 인지, 기분, 학습, 기억을 향상시키기에, 또는 스트레스, 불안, 정신적 피로를 감소시키기에, 또는 행동을 수정하기에, 또는 이들의 임의의 조합에 충분한 양으로 투여하는 단계를 포함하는, 사람 개체에서 인지, 기분, 학습, 기억을 향상시키기 위한, 또는 스트레스, 불안, 정신적 피로를 감소시키기 위한, 또는 행동을 수정하기 위한, 또는 이들의 임의의 조합을 위한 방법.	거절
10	흡수 및 생물학적 이용 증진을 위한 완전 천연 종합 비타민 및 종합 미네랄 건강 보조제	브라씨카 나푸스(Brassica napus), 브라씨카 라파(Brassica rapa), 브라씨카 준세아(Brassica juncea), 메디카고 사티바(Medicago sativa) 또는 오리자에 사티바(Oryzae sativa)의 묘목(seedling) 단계로부터 수득된 영양학적 유효량의 식물유래 미네랄로서, 상기 식물유래 미네랄 중의 각각의 미네랄의 양이 표준화되고, 상기 미네랄이 크롬, 바나듐, 몰리브덴 및 요오드인, 식물유래 미네랄; 비타민 A, β-카로텐 단독, 카로테노이드, 리코펜, 루테인, 제아크산틴, 크립토크산틴, 티아민(비타민 B1), 리보플라빈(비타민 B2), 니아신(비타민 B3), 판토텐산(비타민 B5), 피리독신(비타민 B6), 폴레이트(비타민 B9), 시아노코발아민(비타민 B12), 비타민 C 복합체, 비타민 D, 비타민 E, 토코페롤, 토코트리엔올 및 이들의 배합물로부터 선택되는, 영양학적 유효량의 하나 이상의 천연 비타민 또는 프로비타민; 및 영양학적 유효량의 칼슘을 포함하는, 서방형 건강 보조제(sustained release dietary supplement formulation)로서, 상기 건강 보조제의 85%가 1 내지 8시간 내에 방출되고, 상기 건강 보조제가 2,000psi를 초과하는 압력 하에 압축되어 있는, 서방형 건강 보조제.	등록

11	성인 사람 개체에서의 식물 폴리사카라이드의 급성 인지 및 기분 효과	영양학적 유효량의 단리 되고 정제된 아세틸화 만노스; 및 영양학적 유효량의, 갈락토스, 글루코스, 만노스, 크실로스, N-아세틸뉴라민산, 푸코스, N-아세틸갈락토사민, N-아세틸글루코사민, 아라비노스, 글루쿠론산, 갈락투론산, 이두론산 및 아라비노갈락탄으로 이루어진 그룹으로부터 선택되는 5개 이상의 단리 되고 정제된 사카라이드를 포함하는, 건강한 사람 개체에서 인지, 학습을 향상시키기 위한, 스트레스 불안, 정신적 피로를 감소시키기 위한, 또는 이들의 임의의 조합을 위한 식이 보충제로서, 상기 식이 보충제가 상기 건강한 사람 개체에서 상승된 혈당치를 유발하지 않는, 식이 보충제.	공개
12	흡수 및 생물학적 이용 증진을 위한 완전 천연 종합 비타민 및 종합 미네랄 건강 보조제	영양학적 유효량의 식물유래 미네랄로서, 상기 식물유래 미네랄 중의 각각의 미네랄의 양이 표준화되고, 상기 미네랄이 크롬, 바나듐, 몰리브덴, 요오드, 마그네슘, 철, 아연, 셀레늄, 구리, 망간, 붕소 또는 스트론튬으로부터 선택된 하나 이상의 미네랄을 포함하고, 상기 식물이 브라씨카 나푸스(Brassica napus), 브라씨카 라파(Brassica rapa), 브라씨카 준세아(Brassica juncea), 메디카고 사티바(Medicago sativa) 또는 오리자에 사티바(Oryzae sativa) 종자의 묘목(seedling)으로부터 선택되는 식물유래 미네랄; 비타민 A, β-카로텐 단독, 카로테노이드, 리코펜, 루테인, 제아크산틴, 크립토크산틴, 티아민(비타민 B1), 리보플라빈(비타민 B2), 니아신(비타민 B3), 판토텐산(비타민 B5), 피리독신(비타민 B6), 폴레이트(비타민 B9), 시아노코발아민(비타민 B12), 비타민 C 복합체, 비타민 D, 비타민 E, 토코페롤, 토코트리엔올 및 이들의 배합물 중 적어도 하나로부터 선택되는, 영양학적 유효량의 하나 이상의 천연 비타민 또는 프로비타민; 및 영양학적 유효량의 칼슘을 포함하는, 건강 보조제(dietary supplement formulation)로서, 상기 건강 보조제의 85%가 1 내지 8시간 내에 방출되는, 건강 보조제.	등록

이상의 표에서 보는 바와 같이, 거절된 9번 특허가 당초에는 방법 특허로 출원되었으나, 거절된 이후, 청구항 내용을 11번 특허, 조성물특허로 변경하여 분할 출원하였고, 현재 심사가 진

행 중인 것으로 확인된다. 또한 거절된 5번 특허는 8번과 10번, 2개의 조성물 특허로 각각 변경하여 분할출원 후, 심판 단계를 거쳐 최종 등록된 상태임을 볼 수 있다.

조성물 특허와 방법특허 중 어떤 특허가 더 좋다 또는 더 가치가 있는 것인지는, 해당 기술 분야에 따라 차이가 있을 것이나, 통상적으로는 방법특허보다는 조성물 특허를 가지는 것이 훨씬 더 권리의 범위가 크다고 볼 수 있다.

예를 들어, 갑이 청구항에 물질 "C"가 기재된 특허를 출원하여 등록받았다고 해보자. 이 경우, 갑은 "C"에 대한 권리를 행사할 수 있게 된다.

그런데, 을이, 갑이 미처 알지 못했던 A라는 방법을 통해 C를 만들게 되었다고 하자.

이 경우, 을은 "A단계를 통해 만들어진 C"에 대해 특허를 출원하고 그 권리를 인정받을 수 있는가? 그럴 수 없다. A단계를 통하든, 또는 제3의 어떠한 방법을 통해서 C를 만들더라도, 그 만들어진 C는 이미 갑이 권리를 획득한 "C"와 동일한 것으로 판단한다. (물론, 나노과학 분야 등에서 똑같은 금이라도 입자 크기에 따라 파란색 금도 되고, 노란색 금도 되는 등, 같은 금이라 불러도 제조방법에 따라 양태가 다른 금이 되는 것처럼, 이와 같이 제조방법에 따라 만들어진 물질이 다르다고 인정되는 경우도 있다는 점도 이해하길 바란다)

그렇더라도, 을이 발명한 A단계가 알려진 방법이 아니라면, 을은 "A단계를 통해 C를 제조하는 방법"과 같은 방법특허 청구항을 작성하여 특허를 출원하고, 등록을 받을 수도 있다.

어찌하였건, "C"에 대해 권리를 확보한 갑이 을보다 더 큰 권리범위를 가지는 특허를 소유한 것이다.

반도체와 관련한 기술 분야에서는, 제조방법 단계 하나의 차이도 중요한 의미를 가지는 경우가 많기 때문에 제조방법 특허가 가치가 큰 경우도 있다는 점도 이해해 주길 바란다.

다만, 방법특허의 경우는, 실제로 경쟁자가 내가 소유한 특허의 방법을 도용하였는지를 입증해 내는 것이 쉽지 않기 때문에, 특허권을 가지고 있더라도 실제적으로 침해 입증 주장 등, 활용 면에서 소극적 활용에 그칠 수 있다는 점이 있다. 그래서 제약회사, 소재 회사 등에서는 조성물 특허를 소유하는 데에 보다 주안점을 두고 있다.

어찌하였든, 건강산업 분야에서도, 특히 건강식품과 관련하여 물질 특허를 보유하는 것은 상당한 장점이 있다는 점을 염두에 두면서, 매나테크가 글리코영양소와 관련하여 보유한 특허가 조성물 특허인 점은 상당한 장점이라는 것을 강조하고 싶다.

2) 어느 나라에, 어떠한 다양한 내용으로 등록되어 있는가?

다음으로는, 이러한 특허가 어떻게 다양화 되어 있는지를 알아보아야 한다.

특허는 속지주의 특성을 가진다. 즉, 특허권이 설정된 나라에서만 효력을 발생한다. 예를 들어, 한국에는 특허가 등록되어 있지만, 미국에는 특허가 없다고 하면, 그 특허기술로 만들어진 제품을 미국 시장에서 판매할 때는, 특허 독점 등의 권리보호를 받지 못한다. 그래서 국내뿐만 아니라, 미국, 유럽, 일본 및 중국을 포함한 주요국가에 특허권이 형성되어 있는지를 살펴보는 것이 중요하다.

또한, 아무리 원천기술을 특허 권리화 하였다 하더라도, 하나의 특허만을 가지고 있는 것보다는, 관련한 개량기술, 세부기술들에 걸쳐 다양한 내용으로 경쟁기술의 진입을 방해하는 장벽특허, 또는 길목특허 등으로 불릴만한 여러 내용의 특허들을 다수 보유하는지를 살펴보는 것이 중요하다.

매나테크 회사가 미국 나스닥에 상장된 기업으로서 매년 공개하는 10-K 보고서를 참조하면, 2016년 12월 31일 기준으로 하여, 총 128건의 등록된 특허가 있고, 39건의 특허가 심사 진행 중인 것으로 보고되어 있다. 아울러 가장 핵심이 되는, 최초의 앰브로토스 조성물과 관련하여서는 미국에 5건, 그 외 36개 국가에 출원된 패밀리 특허로 51건을 보유하고 있는 것으로 요약된다.

이점에서 상기 12개의 한국특허들은, 각각 미국, 일본, 유럽, 캐나다, 호주 등 해외 주요 국가에 패밀리특허로 출원되어 등록되었거나 심사가 진행 중인 것으로 확인되며, 주요 국가에 특허로 권리화 된 점에서 의미가 있다.

또한, 표에서 요약한 바와 같이, 특허를 받은 내용이, 조성물과 바이오마커 진단용으로 활용될 수 있는 용도를 포함하고 있는 점에서, 내용의 다양성이라는 강점을 가지는 것을 볼 수 있다.

앞서 설명한 1)과 2)의 내용을 통해, 다시 한 번 강조하고자 하는 것은,

매나테크가 보유한 특허의 양적인 부분을 보더라도, 2016년 말을 기준으로 150여건의 특허가 등록되었거나 심사 진행 중인

(2017년 MTEX 10-K보고서 에서 발췌)

- **Intellectual Property**
- **Trademarks.** We pursue registrations for various trademarks associated with our key products and branding initiatives. As of December 31, 2016, we had 30 registered trademarks in the United States and six trademark applications pending with the United States Patent and Trademark Office. As of December 31, 2016, we had 429 registered trademarks in 38 countries and 53 trademark applications pending in 10 foreign jurisdictions. Globally, the protection available in foreign jurisdictions may not be as extensive as the protection available to us in the United States. Where available, we rely on common law trademark rights to protect our unregistered trademarks, even though such rights do not provide us with the same level of protection as afforded by a United States federal trademark registration. Common law trademark rights are limited to the geographic area in which the trademark is actually used. A United States federal trademark registration enables us to stop infringing use of the trademark by a third party anywhere in the United States provided the unauthorized third party user does not have superior common law rights in the trademark within a specific geographical area of a particular state or region prior to the date our mark federally registers. In the United States (and in many foreign jurisdictions) a registered trademark is valid for ten years and may be renewed subject to the trademark owner demonstrating continued use of the mark in commerce.

-

- **Patents.** The Company applies for patent protection in various countries for the technology related to our product formulations. As of December 31, 2016, we had 56 patents for technology related to our Ambrotose® formulation, five of which are in the United States and the remainder of which are in 36 foreign jurisdictions. Overall, as of December 31, 2016, 128 patents have been assigned, issued, granted or validated to Mannatech in major global markets for the technology relating to our
- Ambrotose®, Ambrotose AO®, GI-ProBalance™, PhytoMatrix®, NutriVerus™, and PhytoBurst® product formulations, as well as in the field of biomarker assays. Currently, we have 39 patent applications pending in various jurisdictions relating to the technology supporting the above listed products. Patent protection means that the patented invention cannot be commercially made, used, distributed or sold without the patent owner's consent. These patent rights are usually enforced in a court, which, in most jurisdictions, holds the authority to stop patent infringement. The protection is granted for a limited period, generally 20 years. In most jurisdictions, renewal annuities or maintenance fees must be paid regularly during the term of the patent to keep the patent in force.

<상표>
미국 : 등록 30건, 출원중 6건
미국 외 38개국 : 등록 429건, 53건 10개국에서 출원중

제품명	특허내용/용도	특허수 (As of Dec. 31, 2016)
Ambrotose®, Ambrotose AO®, GI-ProBalance™, PhytoMatrix®, NutriVerus™, PhytoBurst®	조성물(Formulation), 바이오마커 진단(Biomarker assays)	총 128건 등록 39건 출원중 *앰브로토스 조성물 관련 56건 (미국 5건, 그외 36개국에 51건)

것을 확인할 수 있는데, 이를 통해 적어도 글리코영양소와 관련한 제품 특허들에 대한 포트폴리오가 잘 구축되어 있다고 생각

할 수 있다는 점이다.

이 부분에서, 잠시 어떻게 특허권이 발생하는지를 간략히 소개할 필요가 있다.

위의 그림에서 보는 것처럼, 특허는 일정 심사기준에 따라 특허성(신규성, 진보성, 산업상 이용가능성)을 인정받고 등록되는데, 등록된 이후에도 활용 가치를 따져가며 등록된 특허 권리를 유지할 것인지를 고려해야 한다. 이러한 총체적인 과정에서 전략에 따른 비용지불과 에너지가 소모되기 때문에, 기업의 입장에서는, 일단 크게 필요도 없는 특허를 보유할 필요가 없다.

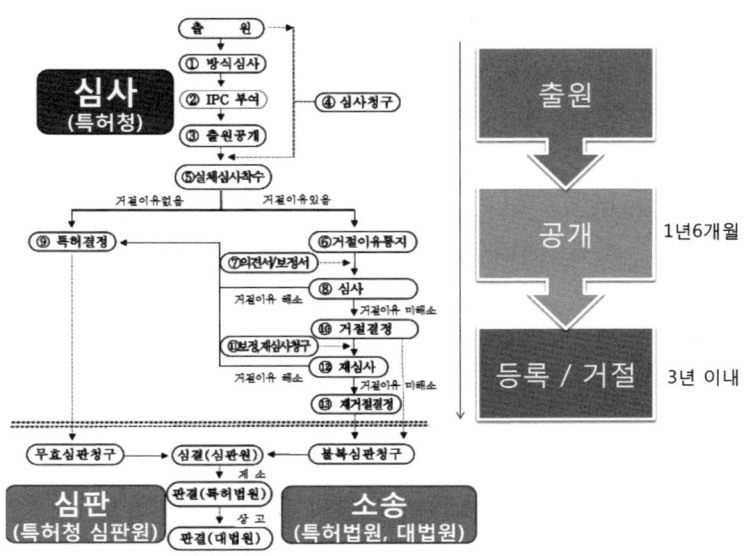

그렇기 때문에, 100건도 넘는, 특히나 조성물 특허들을, 여러 나라에 등록하여 유지하거나 새로운 출원들을 진행한다는 것만으로도, 일단 그 회사의 특허를 통한 제품 보호 정책이나 회사가 중요하게 생각하는 것이 무엇인지를 판단할 수 있는 지표가 될 수 있다. 이러한 점에서, 매나테크 회사가 과학적인 입장을 고수하는 신뢰할 만한 회사라는 것을 개인적으로 알 수 있다.

3) 매나테크 특허의 내용, 진정한 독점권의 의미

이번 장에서는 매나테크 특허가 가지는 독점권으로서의 가치를 강조하고자 한다.

앞서 표에 정리한 매나테크 특허 중, 1번에 해당하는, 최초의 특허를 대상으로 하여 특허 받은 내용 즉, 청구 항과 발명의 상세한 설명 부분에 기재되어 있는 내용이 무엇인지를 설명하고, 그러한 내용이 포함됨으로써 어떠한 의미와 가치를 가지는지 상세히 설명하고자 한다.

(1) 특허에서 제일 중요한 부분, 청구항과 발명의 상세한 설명

앞에서도 잠시 언급한 바 있는, 청구항이라는 것은, 특허 받은 것이 무엇인지를 가장 명확하게 나타내는 부분이면서, 그 특허의 권리로 인정받은 발명의 범위를 나타내는 부분이다. 실질적으로 특허 침해 소송 등의 분쟁이 발생하면, 바로 청구항의 내용이 분쟁의 쟁점이 된다.

또한, 특허 명세서에서 청구항에 기재되어 있는 발명이 무엇인지를 상세하게 설명하고 있는 부분이 바로 발명의 상세한 설명부분인데, 이 부분에서는 그 해당 기술 분야의 통상의 기술자가 발명이 무엇인지를 이해할 수 있도록, 청구항에 기재된 발명을 잘 뒷받침하는 내용을 기재해야 한다. 그렇지 않을 경우에는, 특허심사과정에서 특허법 제42조 등의 해당조항에 따라 특허 거절사유가 발생한다.

> **특허법 제42조(특허출원)**
>
> ③ 제2항에 따른 발명의 설명은 다음 각 호의 요건을 모두 충족하여야 한다. 〈개정 2014.6.11.〉
>
> 1. 그 발명이 속하는 기술 분야에서 통상의 지식을 가진 사람이 그 발명을 쉽게 실시할 수 있도록 명확하고 상세하게 적을 것
> 2. 그 발명의 배경이 되는 기술을 적을 것

청구항(발명의 구성)	
권리 받은 발명의 내용 : 물질, 제조방법	권리받은 발명의 범위

발명의 상세한 설명(효과)	
발명을 이해하도록 기재	발명을 뒷받침하도록 기재
[권리를 인정해주는 대신, 기술을 공개할 의무]	[청구항에 기재된 발명의 구성, 효과 등 구체적으로 뒷받침하는 내용을 기재]

(2) "앰브로토스"와 관련한 최초의 특허

먼저, 우리가 익히 잘 알고 있는, 앰브로토스 조성물 특허로서, 최초의 특허는, 상기 표의 1번 특허이다.

이는 아래의 정리된 표에서 보는 바와 같이, 1996년에 미국에서 출원된 3건의 특허를 우선권주장이라는 제도를 통해 1997년 PCT(1900여 개국에 동시에 출원되는 효과를 가지는 조약으로, PCT출원 이후, 약 30개월 또는 31개월 후에 1900여개 국가 중, 실질적으로 특허등록을 위해 심사를 받고자 하는 나라를 지정하게 된다)라는 국제출원으로 시작되어, 1999년에 한국 국내단계진입을 하게 된다.

한국뿐만 아니라, 호주, 캐나다, 유럽, 일본 등에도 단계 진입하여 각국의 심사과정을 거쳐 최종 특허등록된 것을 확인할 수 있다.

그 후, 한국에서는 2002년에 심사청구를 하여 별다른 의견제출통지없이 2004년에 등록결정된 것으로 확인된다.(그림 참조)

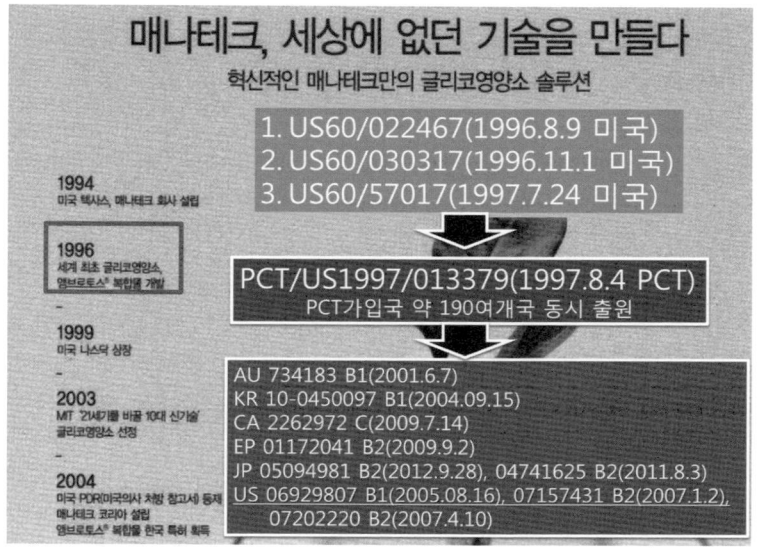

한국특허 심사 과정, 의견제출통지없이 바로 특허등록!

	상세정보 공개전문 공고전문 등록사항 통합행정정보			
3	보정통지서 (Request for Amendment)	1999.03.02	발송처리완료 (Completion of Transmission)	151999000194491
4	출원인코드정정신청서 (Request for Correction of Applicant Code)	1999.04.15	수리 (Accepted)	111999514958192
5	서지사항보정서 원본보기 (Amendment to Bibliographic Items)	1999.04.27	수리 (Accepted)	111999516483300
6	우선권주장증명서류제출서 (Submission of Priority Certificate)	1999.04.30	수리 (Accepted)	111999516995713
7	우선권주장증명서류제출서 (Submission of Priority Certificate)	2000.11.01	수리 (Accepted)	112000533569825
8	명세서 등 보정서 원본보기 (Amendment to Description, etc.)	2002.08.03	보정승인 (Acceptance of amendment)	112002025168143
9	출원심사청구서 (Request for Examination)	심사청구(2002.8.3)	수리 (Accepted)	112002025168299
10	등록결정서 등본보기 (Decision to grant)	등록결정(2004.8.27)	발송처리완료 (Completion of Transmission)	952004035009377
11	설정등록 (Registration of Establishment)	2004.09.15	수리 (Accepted)	212004012890100

〈특허정보넷 키프리스, 등록특허 10-0450097 행정처리 상세정보〉

http://kpat.kipris.or.kr/kpat/biblioa.do?method=biblioFrame

본 특허의 대표 항이 되는 청구항 1항은, 다음과 같다.

〈청구항 1〉

갈락토즈, 글루코즈, 만노즈, 크실로즈 및 아세틸화 만노즈로 이루어진 제1군의 당에서 선택되는 1개 이상의 당; 및 N-아세틸뉴라민산, 푸코즈, N-아세틸갈락토즈아민, N-아세틸글루코즈아민, 아라비노즈, 글루쿠론산, 갈락투론산, 이두론산, 아라비노갈락탄, 글루코즈아민 및 갈락토즈아민으로 이루어진 제2군의 당에서 선택되는 1개 이상의 당을 영양학적 유효량 포함하고, 포유동물 당단백질의 필수 구성 성분인 유도체화되거나 유도체화 되지 않는 단량체, 소중합체, 또는 중합체 형태의 당류 영양 제품을 제공하는 식이 보조제.

즉, 청구항 1의 내용 청구항의 말미가 "식이 보조제" 물질로 기재되어 있고, 이 식이 보조제의 구성은 제1군으로 분류된 5가지의 당 중에서 1개 이상을 포함하고, 또 11가지의 당으로 구성된 제2군에서 1개 이상을 영양학적 유효량 포함하는 것을 특징으로 한다.

또한, 상기의 구성을 가지는 식이 보조제는, 포유동물의 당단백질의 필수 구성성분이라는 특징을 가지면서 그 형태가 그대로이거나 또는 유도체형태의 단량체일수도 있고, 소중합체이거나 중합체 형태를 가지는 것을 특징으로 한다.

단순히 생각해 보더라도, 1군에서 5가지 중 한 가지를 선택할 경우의 수는 5가지, 중복되지 않도록 2개 이상을 선택할 경우의 수는 10가지, 3가지를 선택할 경우의 수도 10가지, 4가지를 선택할 경우의 수는 5가지, 5가지를 선택할 경우의 수는 1가지가 된다.

또한 2군의 11가지 당 중에서 1개를 선택할 경우부터 11가지를 모두 선택할 경우를 각각 구하고, 1군과 2군의 모든 경우를 각각 조합한다면, 수백 가지도 넘는 다양한 조합을 가지는 조성물이 만들어 질 수 있는데, 이것이 바로, 본 특허의 청구항 1항이 가지는 권리의 범위를 의미한다.

본 특허와 관련한 앰브로토스 제품은 대략 8가지의 당류를 포함하는 것으로 우리가 알고 있지만, 앰브로토스 제품의 조성물은 권리범위로 보호받은 수백 가지 이상의 조성물 중 하나에 해당한다는 것을 알 수 있다.

즉, 포유동물의 당단백질을 구성하는 당류로서 현재까지 과학이 밝혀온 8~13가지의 주요 단당류를 조합할 수 있는 경우의 수를 커버할 수 있는 방대한 범위의 권리를 가진다는 점에서, 강력한 청구범위를 가진 좋은 특허라는 것을 자랑할만하다.

질병	투여된 영양제품	치료 결과
노화 진행 또는 최적의 건강계획	A, B, C, D	체지방 감소, 근육량 및 골 밀도 증가, 혈청, 생화학 상태가 보다 건강한 수준으로 변화
지속적인 노인성 발작	A, B, C	감각 회복 및 근육 조절
다발성 동맥경화증	A, B, C	감각 회복 및 근육 조절
근위축성 외측 동맥	A, B, C	감각 회복 및 근육 조절
근 영양 실조	A, B, C	감각 회복 및 근육 조절
대뇌 마비	A, B, C	감각 회복 및 근육 조절
모반 퇴화	A, B, C	시력 회복
발작	A, B, C	알레르기 및 감염의 감소 또는 제거, 협동, 학습, 기억 및 외관의 개선
다운 증후군	A, B, C	알레르기 및 감염의 감소 또는 제거, 협동, 학습, 기억 및 외관의 개선
전신 복합적 면역 결핍 증후군	A, B, C	항체 및 T 세포 기능의 회복
가족성 흑내장성 백치(Tay-Sachs)	A, B, C	손실된 기능의 회복
색소성 망막염	A, B, C	시력 회복
색맹	A, B, C	손실된 기능의 회복 또는 개선
헌팅톤 무도병	A, B, C	손실된 기능의 회복 또는 개선
알츠하이머병	A, B, C	손실된 기능의 회복 또는 개선
파킨슨병	A, B, C	손실된 기능의 회복 또는 개선
염증성 다발성 신경장애	A, B, C	손실된 기능의 회복 또는 개선
폐쇄성 두부 창상 증후군	A, B, C	손실된 기능의 회복 또는 개선

〈등록특허 10-0450097의 발명의 상세한 설명 중 표4〉

다음으로 중요한, '발명의 상세한 설명'을 살펴보겠다.

본 특허는 "당류로 구성된 식이 보조제"인 것을 주요 구성으로 하고 있는데,

이러한 구성의 효과로서, 다양한 질병의 치료 효과를 표를 통해 나열하면서 당영양소를 함유하는 식품 보조제가 환자 신체의 자체 치유력을 향상시킬 수 있다는 효과를 기재하고 있다. 사실, 이러한 특징적인 효과를 '특허'라는 문서에 기재한 것 자체가 가지는 액면상의 의의 즉, 공문서에 사실로 기재되었다거나 특허청에서 질병 치료 효과가 있다는 것을 인정하여 문서상에 기록되도록 허가해 주었다는 것으로 이해해서는 안 된다. 왜냐하면, 앞서도 언급한 바 있으나, 특허에서 가장 중요한 이슈가 되는 부분, 권리로 보호되는 부분은 철저하게 청구 항에 기재되어 있는 내용에 국한된다.

발명의 상세한 설명은, 물론 특허법에서 요구하는 기준에 따라 작성되어 출원시에 제출되는 것은 맞지만, 그 부분에 기재된 내용과 문자 하나하나가 심사관에 의해 검증되거나 확증되는 것은 아니며, 다만, 그 부분의 내용은 청구항에 기재되어 있는 발명의 구성과 효과를 통상의 기술자가 이해할 수 있도록, 쉽게

따라할 수 있도록 뒷받침되는 내용으로서 심사과정에서 활용되는 것이다.

그러면, 왜 식이보조제 특허에 이러한 질병 효과를 기재하였을까?

치료제 용도로 한정된 청구항을 가지는 것도 아닌데 말이다.

저자가 주목하는 것은 이 부분이다.

본 특허는 당영양소를 포함하는 식이 보조제 특허로서, 최초의 특허에 해당한다는 점에서, 본 특허는 원천특허로서의 위상을 가져야 한다. 앞서서 서두에 언급하였지만, 특허라는 것은 내가 가진 기술에 대해 공개하는 것을 조건으로 일정 심사기준을 만족한다면, 특허 권리로 독점권을 20년간 가지는 것이다. 즉, 본 특허가 출원되고 1년 6개월이 되면, 무조건 공개가 될 것인데, 그 때에는 아직 본 특허가 등록이 될지, 거절이 될지가 미결정 상태로서 심사 진행 중이다. 이것은, 공개된 특허를 보게 된 제3자가 당영양소를 포함하는 식이 보조제로부터 어떠한 변형을 덧붙여 새로운 기술을 개발할 수 있는 가능성을 열어 주는 것을 의미한다.

즉, 원래 최초의 특허는 매나테크에서 출원하였지만, 그와 관련된 다양한 개량특허들은 매나테크가 아닌 제 3자가 가질 수도 있게 되는 것을 의미하며, 그렇게 되면, 진정한 독점권이 오직 매나테크에만 있다고 볼 수가 없음을 의미한다.

그러면 최초의 특허를 출원하는 회사의 입장에서, 회사가 단독으로 개발한 새로운 기술을 특허권으로 보호받기 위해서는 그 내용을 완전히 공개할 수밖에 없는, 다소 아이러니한 상황을 맞게 된다. 이때에 회사라면, 최초의 특허뿐만 아니라 그 이후에 발생할 수 있는 개량특허들에 대해서도 제3자를 배제하면서 안정적인 독점권을 확보할 수 있는지를 고민하게 되는데, 이것이 통상 특허 전략의 주요 이슈중 하나인, 제3자에 의한 회피설계(design around)를 막을 수 있는 강력한 최초의 특허를 준비하는 것이다. (제3자의 입장에서는, 해당 특허의 청구범위를 피해갈 수 있는 개량특허를 가지고자 회피설계에 주안점을 둘 것이다)

회피설계가 안될 만큼 강력한 특허를 만드는 것! 이에 대한 방법은, 바로, "당영양소를 포함하는 식이 보조제"에 대해 알고 있는 모든 내용들을 발명의 상세한 설명에 기재하는 것이다!

현재 특허를 출원하는 시점에는 전혀 알지 못한 효과들을 적을 수는 없을 것이다. 그러나 적어도 한가지 효과를 발견함으로써 그와 관련하여 유추되는 내용들까지를 모두 적는 것이 유리하다. 왜 그런가? 그것이 제3자 방어와 어떤 관계가 있는가?

이렇게 생각해 보면 간단하다.

만일, "당영양소를 포함하는 식이 보조제" 특허를 출원하면서, 발명의 상세한 설명에 아무런 치료 효과에 관한 내용을 적지 않았다고 해보자.

위의 특허가 공개된 시점에 어떤 제3자가 특허에 공개되어 있는 대로 당류를 혼합한 조성물을 가지고 어떤 실험 등을 통해 당뇨가 좋아지는 효과를 찾아냈다고 해보자.

위의 특허에서는 당뇨에 효과가 있다는 어떠한 내용도 직접적으로 기재되어 있지도 않고, 그러한 효과를 암시하는 어떠한 내용도 찾아 볼 수가 없다는 것을 근거로 하여, 상기 제3자는 "당뇨병에 치료효과가 있는 당영양소를 포함하는 식이 보조제" 또는 적어도 "당뇨병에 치료효과가 있는 당영양소를 포함하는 식이 보조제를 제조하는 방법" 등의 특허를 출원할 수 있고, 또 등록받을 가능성도 있다는 점이며, 등록될 경우, 적어도 "당뇨병 치료용으로 당영양소를 포함하는 식이 보조제"를 특허 받은 제3자가 사용하는 것에 대해서는 그 권리를 인정해 주어야 하는 가능성을 배제할 수 없으며(물론, 권리범위확인심판 등을 통해 자신의 권리범위를 확인하거나 침해 소송 등을 통해 시시비비를 가릴 수 있는 제도적 단계를 거쳐야 할 것임), 그런 식으로 용도특허들이 쪼개져서 제 3자들이 권리를 인정받게 되면, 최초 특허를 출원하게 된 회사에서는 원천특허를 가지고 있으면서도 온전한 독점권을 행사할 수 없는 신세가 되는 것이다.

그러므로 매나테크의 최초의 특허에, "당영양소를 포함하는 식이 보조제"가 나타낼 수 있는 효과에 대해서, 회사가 알고 있는 한 모든 내용들, 그것들로부터 유추 가능한 효과들에 대해서까지, 최초의 특허출원 명세서에 상세히 기재하여, 그 내용을 "공지"함으로써, "당영양소를 포함하는 식이 보조제"로부터 기대되는 적어도 "공지"된 내용으로는 어떠한 개량/용도특허에 대해서도 제3자가 특허를 받을 수 없도록, 회피설계가 불가능하도록 하는 큰 의미가 있다는 점에서 본 특허의 가치가 매우 크다는 점을 더욱 강조하고 싶다!

그 덕분에 현재까지, 매나테크의 당영양소와 관련한 독점 특허권이 행사될 수 있게 된 배경이며, 이어서 살펴볼 특허 활용 부분에서 다루겠지만, 여러 회사들을 상대로 한 특허침해 소송에서 매나테크가 모두 승소할 수 있게 된 것이다.

4) 특허의 활용

특허 포트폴리오가 잘 구성되어 여러 가지의 특허들이 규모 있게 잘 짜여 있다하더라도, 실제로 그 특허들이 활용되고 있지 않다면, 장롱면허와도 같은 상태이다. 공공기관 성격의 연구소, 대학 등의 연구실적들은 해마다 많이 쏟아져 나오지만, 그 기술들이 사업화/상업화되는 것은 불과 10~20%정도에 미치는 것이 현실이다.

저자의 개인적인 생각으로는 어쩌면 그 수치도 절대로 무시할 만한 수준은 아니라는 것이다.

그만큼 특허기술이 제품으로 연계되거나 권리로서 효용가치가 확인되기가 만만치 않은 것으로 이해할 수 있다.

왜냐하면, 특허가 심사과정에서 등록될 가능성, 또 등록되더라도 무효가 될 가능성, 무효 되지 않은 특허라 하더라도 상용화될 가능성, 상용화되어 제품이 되더라도, 타 경쟁회사의 특허를 피해갈 수 있을 가능성, 운 좋게 회피가 가능했다하더라도 실질적으로 제3자의 특허를 침해하지 않을 가능성을 모두 고려해야만 한다면, 특허로 수익화 가능성은 1.8%정도로 계산이 된다고 한다.

이러한 점에서,

1) 매나테크의 특허기술은 제품화되어 매출을 일으키고 있다는 점에서 특허 가치를 발견할 수 있다. 2017년 10-K보고서의 일부 내용을 발췌하여 요약한 것으로, 제품이 특허와 연계되어 있고, 또 상표권 등으로 보호되고 있음을 알 수 있다.

특허 수익화 가능성??

◆ 불확실성 변수
  - 등록 가능성: 60%
  - 무효 가능성: 60%
  - 상용화 가능성: 30%
  - 회피 가능성: 50%
  - 침해 성립 가능성: 50%

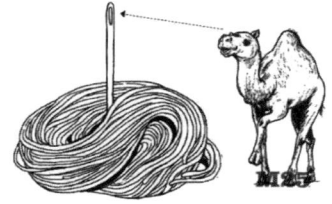

특허 수익화 가능성
$$= 0.6 * (1-0.6) * 0.3 * 0.5 * 0.5$$
$$= \underline{1.8\%}$$

ETRI 최장식 변리사 발표자료에서 발췌

특허기술의 제품 구현, 상업화!

1994, First products containing Manapol® powder 판매 시작
1996, Ambrotose® complex 개발
2001, Ambroglycin® blend, Catalyst™, Glycentials®
2004, MTech AO Blend® ingredient 개발
2006, PhytoMatrix®, reformulated Advanced Ambrotose® complex
2007, skin care and anti-aging line of products(미국), PhytoMatrix® caplets, Advanced Ambrotose® capsules, Manna•Bears™(세계시장)
2008, BounceBack® capsules, OsoLean™ powder 출시
2009, Omega-3, PhytoBurst™ Nutritional Chews, GI-ProBalance™ Slimstick, improved Ambrotose® products
2010, LIFT™ Skin Care System 출시
2011, Omega-3 with Vitamin D3 출시
2012, NutriVerus ™ powder 출시
2013, Ũth™ skin cream 출시
2014, GlycoBOOM™ 출시
2015, Cognitate™ 출시

또한,

2) 매나테크 특허의 권리로서의 효용가치를 시사 하는 것이, 바로 우리가 익히 잘 알고 있는 특허침해소송에서의 승소 내용이다.

10-K 보고서의 Patent Litigation 부분을 통해, 특별히 미국특허가 등록된 2005년부터 바로 시작된 특허침해소송에 대한 이력들을 확인할 수가 있다.

발췌한 부분을 통해서 확인할 수 있듯이, Glycobiotics International, Inc에서 Glycomannan이라는 브랜드명으로 제품을 판매한 것에 대해 매나테크에서 특허침해소송을 제기한 것

2006.3.16, Patent infringement lawsuit against **Glycobiotics International, Inc.**
US 6929807 B1(2005.8.16)
2007.2.9, Adding complaint, US 7157431 B2(2007.1.2)

On March 16, 2006, we filed a patent infringement lawsuit against Glycobiotics International, Inc. for alleged infringement of our utility United States Patent No. 6,929,807 ("Compositions of Plant Carbohydrates as Dietary Supplements") in the United States District Court of the Northern District of Texas, Dallas Division. On February 9, 2007, we filed an Amended Complaint, which adds patent infringement claims related to our recently issued United States Patent No. 7,157,431 ("Compositions of Plant Carbohydrates as Dietary Sup**"Glycomannan"** we seek to force Glycobiotics to cease the manufacture, sale, and use of its glyconutritional product marketed under their brand nal claims for unfair competition due to false and misleading statements. On February 20, 2007, Glycobiotics filed its Original Answer and Counterclaims to our Amended Complaint. The Counterclaims allege various antitrust claims based on our exclusive contract to purchase a proprietary formula of Arabinogalactan, used in Ambrotose® comple all of the claims. On December 22, 2006, Glycobiotics filed a Motion for Claim Construction (i.e., Markman motion) and a **"Markman Motion"** ions were amended on March 2, 2007 to address the claims added in the Amended Complaint. Our response to those mo we filed a Motion for Partial Summary Judgment on Glycobiotics' infringement of our United States Patent No. 7,157,431. We continue to vigorously prosecute this case, and are actively pursuing discovery relating to the defendant's conduct and its infringement of both patents. The case is currently set for trial in June 2007.

2006.5.5, Patent infringement lawsuit against **Techmedica Health™ Inc., & Triton Nutra, Inc.**

On May 5, 2006, we also filed a patent infringement lawsuit against Techmedica Health™ Inc. or Techmedia, for alleged infringement of our utility United States Patent No. 6,929,807 in the United States Dis of Texas, Dallas Division. We sued Techmedica to cease the manufacture, sale, and use of its glyconutritional product marketed un **"Nutratose"** rt agreed with our position and denied Techmedica's motion to transfer on August 3, 2006. After discovering that Triton Nutra, Inc. manufactures Nutratose for Techmedica, we filed an Amended Complaint on February 6, 2007 to add Triton Nutra as a named defendant and to assert patent infringement claims against both Techmedica and Triton Nutra related to our 6,929,807 Patent and our recently issued United States Patent No. 7,157,431. Triton Nutra was served with the Amended Complaint and its answer is due on May 21, 2007. We continue to actively conduct discovery in this case and will coordinate a new scheduling order with both defendants after Triton Nutra answers the Amended Complaint. We expect the court to set a trial date for this case in March 2008.

(2007~2016년 Annual Report 10-K에서발췌)

Patent Infringement Litigation
We currently have the following two patent infringement suits on file:

Mannatech, I
On June 16, 2006, **2007, Glycobiotics, counterclaim : Arabinogalactan** utility United States Patent No. 6,929,807 ("Compositions of Plant Carbohydrates as Dietary Supplements") in the Unite District Court of the Northern District of Texas, Dallas Division. On February 9, 2007, we filed an Amended Complaint, which adds patent infringement claims utility United States Patent No. 7,157,431 (also entitled "Compositions of
In the Am **Court, hearing on Glycobiotics' Motion for Markman Claim Construction** name "Glycomannan The Amended Complaint also alleges claims for unfair competition and ess disparagement because of false and misleading statements made by Glycobiotics

Glyco ary 20 **Glycobiotics, Dismiss counterclaim** eging anticompetitive conduct under the Sh galac refuting the allegations contained in iled a stipulated motion to dismiss all of its counterclaims.

The C biotics' Motion for Markman Claim Construction on the patents-at-issue. The Court issued an Order on June 26, 2007 favor. On July 12, 2007, Glycobiotics filed a Motion for Reconsideration of the Court's Markman Order. We opposed the e motion on July 16, 2007.
In Dec ions for partial summary judgment and set the case for trial on May 5, 2008. We continue to vigorously prosecute th utcome is remote.

Mannatech, Incorporated v. K.Y.C. Inc. d/b/a Techmedica Health Inc.

On May 5, 2006, we also filed a patent infringement lawsuit against Techmedica Health™ Inc., or Techmedica, for alleged infringement of our utility United States Patent No. 6,929,807 ("Compositions of Plant

Patent Infringement Litigation

The Company currently has the following one patent in **+ Ionx Holdings, Inc., and John Dose 1-30**
Mannatech, Inc. v. K.Y.C. Inc. d/b/a Techmedica Health Inc., Triton Nutra, Inc., Ionx Holdings, Inc., and John Does 1-30

The Company filed a patent infringement lawsuit against K.Y.C. Inc. d/b/a Techmedica Health Inc. ("Techmedica"), Triton Nutra, Inc., Ionx Holdings, Inc. ("Ionx"), and John Does 1-30, pending in the United States District Court of the Northern District of Texas, Dallas Division. The lawsuit alleges the defendants infringed United States Patent Nos. 6,929,807, 7,157,431, 7,196,064, 7,199,104, and 7,202,220, all entitled "Compositions of Plant Carbohydrates as Dietary Supplements," and seeks to stop the manufacture, offer, and sale of defendants' infringing glyconutritional products, as well as cessation of defendants' false advertising about our products, including Ambrotose®. **"invalid, unenforceable, or otherwise not infringed by defendants"**

이 최초의 사건이 되었고, 같은 해에 Techmedica Health Inc. & Triton Nutra, Inc.에서 "Nutratose"라는 브랜드명으로 제품을 판매한 것이 문제가 되어 이에 대해서도 특허침해소송으로 진행되었다.

여러 10여건 이상의 특허침해소송을 진행하면서, 또 회사가 과대광고 혐의 등으로 달라스 법원으로부터 제소 당하게 되는 사건이 발생하면서, 회사에 큰 위기가 있었던 것을, 주가 변화를 통해서도 쉽게 매칭해 볼 수 있다.

그러나 2010년 10월 이후, 매나테크는 마이크로헬스 솔루션, 위즈 엔터프라이즈오브 스프링필드, 플로리다 뉴트리랩스, 엔젤케어, 뉴션, 이븐베터나우, 오아시스어드밴스드웰니스, 디비에프퓨처슈티컬즈, 로엑스, 컨츄리라이프 등의 회사를 상대로 진행해 온 특허침해소송에서 모두 승소판결을 얻는 쾌거를 이루게 된다.

법원에서는, 위의 회사들을 상대로, 당영양소 기술에 대한 매나테크의 특허권을 위반하는 제품의 제조, 사용, 판매를 금지시켰다. 또한 위 회사들의 제품의 제조, 사용, 이를 위한 지식 제공, 판매, 미국 내외의 자료 배포 및 무단사용, 모조품 제작 및 배포 금지 등에 관한 아주 넓은 범위의 명령을 판결 내용에 포함하였다.

(http://www.yakup.com/news/index.html?mode=view&cat=15&nid=136827, 약업신문 등 참조)

4. 특허를 넘어선 브랜드가치, 매나테크!

4

특허를 넘어선
브랜드가치, 매나테크!

 앞에서, 매나테크 회사가 보유한 조성물 특허를 살펴보았고, 이러한 특허들이 다양한 내용으로 여러 주요 국가들에 특허권 설정된 것을 설명하였으며, 중요하게 특허가 활용되고 있음을 제품으로의 연계 및 특허소송이력을 가진 점을 통해, 매나테크의 당영양소 관련 특허의 가치를 공유하고자 하였다.

 그런데, 이제 본 내용을 정리하면서 저자가 덧붙이고자 하는 것은, 이러한 강점을 가진 특허를 보유한 것 자체도 큰 의의가 있을 수 있으나, 우리가 더 주목할 점은, 특허 독점권으로 해당 제품과 관련 기술에 대해 20년간 다져진 회사의 노하우와 제품력, 브랜드에 주목하자는 것이다.

특허는 법적으로 인정되는 독점 기간, 20년이 지나면 그 효력이 소멸된다. 물론, 앞에서 살펴보았듯이 매나테크의 여러 특허들이 최초의 특허 이후에 다양하게 출원되어 등록되었거나, 2016년에 출원되어 심사 중인 상태의 것도 확인이 된다. 즉, 등록이 된다면, 출원된 시점에서부터 각각의 특허들이 또 향후 20년간의 독점권을 인정받게 된다.

그렇지만, 모든 기술 분야가 그러하듯이, 경쟁기술의 시장진입은 점점 더 쉬워지고 또 기술의 수명도 매우 짧아지고 있다. 즉 특허로 독점을 영구히 인정받을 수 없다는 것이다.

그래서 언젠가는, 당영양소를 이용한 다양한 제품들이 매나테크가 아닌 다른 회사에서도 출시될 시점이 있다는 점! 또 누군가들은 이미 준비하고 개시할 시점을 보고 있다는 점 등을 간과해서는 안 된다.

저자의 개인적인 경험에 비추어볼 때, 당영양소와 관련한 특허 독점의 시기를 매나테크는 잘 누리고 있다는 생각이 든다. 남들보다 20년 앞선 기술과 제품을 개발해 온 매나테크 회사가 응당 가질 수 있는 특권이다. 중요한 것은, 이 독점의 시간동안,

특별히 매나테크의 당영양소 함유 제품을 통해 회사는 다양한 임상사례들, 또 과학적인 연구결과들을 충분히 독점적으로 확보할 수 있었다는 점이다. 이러한 것들이 지금은 큰 차별성이 없어 보일 것이다. 왜냐면, 아직도 당영양소 제품을 취급하고 있는 곳은 매나테크뿐이기 때문이다.

그러나 곧 당영양소에 대한 지식이 보편화된 상식으로 통용될 때에(비타민이 그랬던 것처럼), 특허가 만료된 시점이라 하더라도, 그 오리지널리티는 매나테크에 있을 것이고, 또 그래야 한다. 왜? 지금 슈퍼마켓에서 유산균이 들어간 제품들을 어린아이도 좋은 줄 알고 사서 먹는 것처럼, 당영양소가 들어간 제품이 통용되는 때가 되면, 그때의 이슈는, 과연 어느 회사의 것을 사먹을 것인가이다. 그때 사람들은 브랜드를 따진다. 특허가 있고 없고가 문제가 되지 않는다. 저자는 개인적으로 매나테크의 특허 독점권의 바탕은 20년 앞선 과학적 기술력이 기반이 되었기 때문이라는 것을, 바로 이 책에서 공유 드리는 내용으로부터 읽을 수가 있다.

이러한 특허 가치는 "매나테크"라는 브랜드 가치에 그대로 반영되는 것이다.

우리가 잘 알고 있듯이, 매년 인터브랜드, 브랜드파이낸스 등의 기관에서 발표하는 브랜드가치 순위가 있는데, 애플, 삼성, 구글, 아마존 등이 항상 높은 순위를 차지하고 있다.

사실 브랜드라는 것은 어떤 형태가 있는 것이 아니다. 물론, 그 회사의 로고로 대표되기는 하지만, 어떠한 실체보다도, 그 로고를 통해, 그 회사에 대해 떠오르는 이미지, 인상, 분위기, 느낌 등이 브랜드이다. 이러한 무형의 브랜드를 가치 있게 만들어 주는 것이 바로 지식재산권, 즉 특허/상표권 등이다. 여러 지표들과 방법들을 통해 지식재산권의 가치를 측정해서 브랜드가치를 최종 평가한다고 한다.

건강기능식품 회사로서 매나테크가 선점한 당영양소 관련 제품, 그리고 특허 독점권은 매나테크라는 브랜드가치를 높이기에 충분하다. 또한, 회사가 보유한 당영양소 제품 관련 임상시험결과, 그 외 과학적 연구결과들은, 더욱 더 차별성 있는 브랜드, 매나테크를 돋보이게 하고, 다른 제품들과 구별되는, 기준을 제시할 수 있을 것이라 믿어 의심치 않는다.

왜? 제3자를 배제한 온전한 독점 특허, 침해소송을 모두 승소하게 만든 그 특허를 통해, 회사가 과학적인 근거에 기반하여 제품을 제조하고, 법적 보호를 위한 특허 전략을 구사하는 방식, 태도를 읽음으로써 우리는 매나테크라는 회사와 그 브랜드가치를 신뢰할 수 있기 때문이다. 건강기능식품산업이 8천조 시장으로 커갈 것이 예측되는 이 시점에, 과학적 근거로 당영양소 제품을 선점한 매나테크라는 브랜드 가치를 알아보고 선택하는 데에, 이 책의 내용이 도움이 되기를 바란다.

〈별첨. 10-0450097 등록특허 공고문〉

등록특허 10-0450097

(19)대한민국특허청(KR)
(12) 등록특허공보(B1)

(51)。Int. Cl.^{6} A23L 1/00		(45) 공고일자 (11) 등록번호 (24) 등록일자	2004년09월30일 10-0450097 2004년09월15일

(21) 출원번호   10-1999-7001046   (65) 공개번호   10-2000-0029878
(22) 출원일자   1999년02월08일   (43) 공개일자   2000년05월25일
     번역문 제출일자 1999년02월08일
(86) 국제출원번호   PCT/US1997/013379   (87) 국제공개번호 WO 1998/06418
(86) 국제출원출원일자 1997년08월04일   (87) 국제공개일자 1998년02월19일

(81) 지정국   국내특허 : 알바니아, 아르메니아, 오스트리아, 오스트레일리아, 아제르바이잔, 보스니아-헤르체고비나, 바베이도스, 불가리아, 브라질, 벨라루스, 캐나다, 스위스, 중국, 쿠바, 체코, 독일, 덴마크, 에스토니아, 스페인, 핀랜드, 영국, 그루지야, 헝가리, 이스라엘, 아이슬란드, 일본, 케냐, 키르기즈, 북한, 대한민국, 카자흐스탄, 세인트루시아, 스리랑카, 라이베리아, 레소토, 리투아니아, 룩셈부르크, 라트비아, 몰도바, 마다가스카르, 마케도니아, 몽고, 말라위, 멕시코, 노르웨이, 뉴질랜드, 슬로베니아, 슬로바키아, 타지키스탄, 투르크메니스탄, 터어키, 트리니다드토바고, 우크라이나, 우간다, 미국, 우즈베키스탄, 베트남, 폴란드, 포르투칼, 루마니아, 러시아, 수단, 스웨덴, 싱가포르, 가나, 세르비아 엔 몬테네그로, 짐바브웨, 시에라리온,

AP ARIPO특허 : 케냐, 레소토, 말라위, 수단, 스와질랜드, 우간다, 가나, 짐바브웨,

EA 유라시아특허 : 아르메니아, 아제르바이잔, 벨라루스, 키르기즈, 카자흐스탄, 몰도바, 러시아, 타지키스탄, 투르크메니스탄,

EP 유럽특허 : 오스트리아, 벨기에, 스위스, 독일, 덴마크, 스페인, 프랑스, 영국, 그리스, 아일랜드, 이탈리아, 룩셈부르크, 모나코, 네덜란드, 포르투칼, 스웨덴, 핀랜드,

OA OAPI특허 : 부르키나파소, 베넹, 중앙아프리카, 콩고, 코트디브와르, 카메룬, 가봉, 기네, 말리, 모리타니, 니제르, 세네갈, 차드, 토고,

(30) 우선권주장   60/022,467   1996년08월09일   미국(US)
                   60/030,317   1996년11월01일   미국(US)
                   60/57,017   1997년07월24일   미국(US)

(73) 특허권자   마나테크 인코포레이티드
                   미국 텍사스주 75019 코펠 스위트 200 사우쓰 로열 레인 600

(72) 발명자   맥카닐빌에이치
                   미국텍사스주75052그랜드프래리콘밸리4921

                   맥다니엘에이치레지날드
                   미국텍사스주76063맨스필드우드랜드드라이브4

                   무어디에릭
                   미국텍사스주75080리차드슨티크우드플레이스832

                   베님에일린피
                   미국텍사스주75050그랜드프래리엔.웨스트필드2229

                   피오레티윌리엄씨

부록 67

등록특허 10-0450097

미국텍사스주76051그레이프바인레이크릿지드라이브2224

(74) 대리인   나영환
                 이상섭

심사관 : 김태산

(54) 식이 보조제 용도의 식물 탄수화물 조성물

요약

본 발명은, 건강 증진 및 유지를 위한 식이 보조제 및 영양 지지물로서의 식물 탄수화물 조성물에 관한 것이다. 본 발명의 각종 조성물에는 1 종 내지 11 종의 필수 당류(즉, 당 영양소)가 영양학적 유효량 사용된다. 본 발명의 식품 조성물은 식물 영양소, 비타민, 미네랄, 약초 추출물 및 다른 비독성 영양소를 포함할 수 있다. 본 발명의 당 영양소 식이 보조제는, 당단백질의 구성 블록인 필수 당류를 제공한다. 이들 조성물을 경구적 또는 국소적으로 투여하면 각종 질환을 가진 포유 동물의 상태가 개선되는 것으로 밝혀졌다.

명세서

기술분야

본 발명은 건강을 증진시키고 유지시키기 위한 식이 보조제 및 영양 보충제 분야에 관한 것이다. 보다 구체적으로, 본 발명은 올바르게 구성되어 적절하게 기능하는 당단백질의 제조시 필수적인 식이 보조제로서 탄수화물 조성물에 관한 것이다.

배경기술

점액이라는 용어는 1700 년대에 처음으로 사용되었다. 점액이 알부민 및 젤라틴과 다른 종류의 단백질로 구성되었다는 점이 1805 년경 보스톡(Bostok)에 의해 밝혀졌다. 1865 년에는 뮤신(mucins)이 탄수화물 부분을 함유하고 있다는 것을 아이히발트(Eichwald)가 밝혀냈다. 1877 년에는 뮤신이 다량의 시알산을 함유하고 있다는 점이 호페-세일러(Hoppe-Seyler)에 의해 밝혀졌다. 1882 년에는 뮤신의 일종인 식물 검이 단당류를 1종 이상 함유하고 갖는다는 점이 란드베어(Landwehr)에 의해 밝혀졌다. 보다 현대적인 방법들이 개발됨에 따라 이들 단당류를 분리하여 그 특징을 분석하게 되었다. 1888 년에는 하마슈텐(Harmarsten)에 의해 뮤신 중의 당류가 공유 결합에 의해 결합되어 있음이 밝혀졌다. 하마슈텐은 또한 '당단백질 (glycoprotein)'이라는 용어를 처음으로 사용하였다. 피셔(Fischer) 및 로이크스(Leuchs)는 점액 중의 만노즈 농도가 높다는 사실을 1902 년 밝혀냈다. 헤이워드(Hayworth)는 1939 년 N-아세틸글루코즈아민을 발견하였고, 비에리(Bierry)는 1930 년 갈락토즈를 발견하였으며, 메이어는 1958 년 푸코즈를 발견하였다 (고쟈크의 문헌 [*Glycoproteins* , 1972] 참조).
단백질은 원래 체내 주요 '정보 교환(communication)' 분자로 추정되었다. 생물 기술의 혁명은, 각종 아미노산 조합물로 구성된 단백질을 주성분으로 하는 새로운 약물을 제조하고자 하는 시도로부터 시작되었다. 그러나, 아미노산은 아미드 결합을 통해서만 서로 결합할 수 있기 때문에, 단백질에 있어 가능한 2차 배열의 수에는 한계가 있다. 실제, 디펩티드는 단지 1개의 2차 배열만을 가질 수 있다.
그러나, 체내에서는, 단백질에서 가능한 분자 배열수로 설명될 수 있는 기능보다 훨씬 많은 기능이 수행된다. 수년 전, 이론 수학자들이 단백질에서 가능한 배열 수를 계산한 결과, 체내 대부분의 정보 교환 기능이 수행되는 원인 중에는 아직 밝혀지지 않은 또다른 메카니즘이 있다는 것을 발견하였다. 이 메카니즘은 탄수화물과 연관된 것으로 현재 알려져 있다.
상대적으로 단순한 단백질과는 달리 복잡한 탄수화물 분자에는 보다 많은 분자 배열이 존재할 수 있는데, 예를 들어 핵소즈는, 2개의 이성체 형태를 가지며 다른 분자의 결합 부위로서 히드록실기를 가진 6개의 키랄 중심을 갖는다. 따라서, 4종의 아미노산에는 24개의 올리고펩티드 배열만이 존재할 수 있는 한편, 4종의 당에는 100,000개 이상의 다른 올리고당류 배열이 존재할 수 있다 {스트라이어의 문헌 [*Biochemistry* , 1995, p. 477] 참고}.
당단백질은 모든 세포의 정보 교환에 중요한 기능을 한다는 사실이 과학 분야에서 최근 밝혀졌다. 다수 종의 시토킨(즉, 세포 메신저)은 글리코실부가 결합되지 않은 상태에서는 적당한 기능을 수행하지 못한다. 체 내에서는 복잡한 다당류(예, 식물 탄수화물)가 여러 단당류로 효소적으로 분해된 후 올리고당류로 재구성되고, 이것은 체내에서 세포의 정보 교환 및 이에 따른 건강 증진을 위해 시토킨에 필요한 당단백질을 형성하는 데 사용된다.
1960 년 이후로 보다 우수한 분석 기술 및 보다 고성능의 컴퓨터가 개발됨에 따라, 당단백질에 대한 특정 분석이 급격히 많이 이루어졌다. 소포체 및 골지체에서의 정규적인 당단백질 합성 메카니즘은 1980년 대 중반까지 이미 밝혀

진 상태였다. 최근에는 많은 당단백질의 실제 올리고당 구조가 밝혀졌다.
세포 표면의 탄수화물이 세포 접합 및 이에 따른 세포-세포 반응에 결정적으로 관여한다는 점이 최근 밝혀짐에 따라 당생물학에 대한 관심이 점점 증가하고 있다. 구체적으로 3개의 기계적 개념이 밝혀졌다. 첫째, 당단백질 및 당지질에 대한 구조적 연구를 통해, 특정 세포형에는 고유의 탄수화물이 존재한다는 사실이 밝혀졌다. 이 개념은, 세포 표면 탄수화물을 세포형 특이적 인식 분자로 이해하는 데 중요한 작용을 한다.
두번째 개념은, 당 결합 단백질을 함유한 렉틴(lectins)과 관련된 새로운 정보로부터 발전된 것이다. 1970년대에는, 측쇄를 함유한 시알산(즉, N-아세틸뉴라민산)을 제거할 경우 당단백질이 혈액으로부터 급속히 제거되는 것으로 알고 있었다. 그러나 추가의 연구를 통해, 이러한 당단백질의 급속한 제거 원인은 말단 갈락토즈를 인식하는 렉틴에 아시알로 당단백질이 결합된 것에 있음이 밝혀졌다. 동물 세포가 렉틴을 함유한 것으로 알려져 있는 경우, 다수 렉틴의 특징을 분석하여, 렉틴 중의 탄수화물 인식 도메인의 아미노산 서열 중의 해당부를 밝혀냈다. 이 발견은, 세포-세포 상호작용에서의 탄수화물 결합능을 이해하는 데 결정적인 역할을 하였다. 따라서, 세포의 정보 교환이 분자 수준에서 파악되었다.
세번째 개념은, 탄수화물을 형성하는 글리코실 전이 효소의 분리 및 특성 규명과 관련된 연구를 통해 밝혀졌다. 이들 연구를 통해, 탄수화물부는 대개 하나씩 차례로 형성되고, 각 반응은 1개의 특이적 결합만을 형성하는 글리코실 전이효소에 의해 수행된다는 점이 밝혀졌다. 이 분야에 분자 생물학이 도입됨에 따라, 과학자들은 탄수화물 발현을 조절하고 당단백질의 기능을 연구할 수 있게 되었다.
이 분야의 결정적인 기술 진보를 바탕으로 하여 이루어진 가장 최근의 연구에서는, 백혈구에만 유일하게 존재하는 올리고당이 내피 세포 및 혈소판 중의 접합 분자에 대한 리간드로서 작용한다는 점이 입증되었다. 셀렉틴(selectins)으로 공지된 이들 접합 분자가 클로닝되면 탄수화물 인식 도메인을 함유하게 되는 것으로 밝혀졌다. 따라서, 세포형 특이적 탄수화물 및 동물 렉틴에 대한 연구는 서로 상보적이었다. 또한 이들 연구를 통해, 림프구-내피 세포의 반응이 탄수화물에 의존적이라는 점이 밝혀졌다.
전술한 바와 같이, 세포 표면 상의 당단백질의 기형을 교정하는 약물의 합성과 관련된 연구가 시작되었다. 탄수화물 리간드 시알릴-Le ˣ 이 확인된 후, 제약 회사는 곧바로 이것을 치료적 용도로서 합성하였다. 탄수화물의 효소적 합성은 현재 클로닝된 cDNAs에 의해 생성된 글리코실 전이효소의 유용성으로 인해 가능한 것이기 때문에, 이 계통의 연구는 훨씬 더 용이해졌다 {후쿠다 외 다수의 문헌 [*Glycobiology* , 1994] 참조}.
모든 당단백질 및 당단백질의 합성은, 세포 염색체 내에 포함된 체내 유전자에 의해 조절된다. 핵산(DNA)에서 형질 발현되는 암호화 정보는 모든 세포 기능(예, 전신 방어, 재생, 개조 및 회복)을 조절한다. DNA가 청사진을 제공해주긴 하나, 세포 성분들은 필요한 구성 블록 없이는 정확히 형성될 수 없다. 전술한 바와 같이, 시토킨은 신체의 생명 유지 기능을 수행하기 위한 세포 내 지시에 사용되는 주요 성분이다. 그러나, 많은 시토킨은 글리코실부가 결합되지 않은 상태에서는 적절한 기능을 수행하지 못한다.
표 1은 당단백질에 의해 제공되는 공지된 생리학적 기능 중 일부를 제시한 것이다. 표 2는 당단백질의 올리고당 쇄가 수행하는 공지된 특이적 기능 중 일부를 제시한 것이다.

[표 1]

당단백질에 의해 제공되는 일부 공지된 기능	
기능	당단백질
구조 분자	콜라겐
윤활제 및 보호제	뮤신
수송 분자	트랜스페린, 세룰로플라스민
면역 분자	면역 글로불린, 조직적합성 항원
호르몬	융모막 고나도트로핀, 갑상선 자극 호르몬(TSH)
효소	다수(예, 알칼리 포스파타아제)
세포 부착 및 인식 부위	세포-세포(예, 정자-난모 세포) 상호작용, 바이러스-세포 상호작용, 세균-세포 상호작용, 및 호르몬-세포 상호작용에 관여하는 각종 단백질
특이적 탄수화물과의 반응	일부 렉틴

[표 2]

당단백질에 함유된 올리고당 쇄의 일부 공지된 기능
* 생리화학적 특성(예, 용해도, 점도, 전하 및 단백질 변성)의 조절
* 세포 내 및 세포 외 단백질 분해의 예방

등록특허 10-0450097

* 단백질 전구체가 소형 생성물로 단백질 분해 처리되는 데 대한 영향
* 생물학적 활성[예, 인체 융모 고나도트로핀(hCG)의 활성]과 연관
* 단백질의 막 내 삽입, 세포내 단백질 이동과, 단백질 분류 및 분비에 대한 영향
* 배(胚) 발육 및 분화에 대한 영향
* 대사에 대한 영향
* 암 세포에 의해 선택된 전이 부위에 대한 영향

요약컨대, 각종 세포 처리 과정은 올바르게 구성되어, 적절하게 기능하는 당단백질에 의해 조절되거나 또는 영향을 받는다.
세포-세포 정보 교환시 당단백질의 중요성 및 당단백질 형성시 탄수화물의 중요성과 관련된 최근의 상기 과학적 지식과, 대부분의 탄수화물 공급원이 식사라는 점에도 불구하고, 당 생물학 분야와 영양학 분야의 공동 연구 작업은 아직까지도 충분히 이루어지지 않고 있다. 최근의 영양학 교재에서는 필수 비타민, 미네랄, 단백질(아미노산) 및 지방에 대해 역점을 두어 보다 상세히 설명하고 있으나, 당은 아직까지도 건강을 위한 당단백질 생산에 필수 물질이 아닌 단지 에너지 원으로서 인식되고 있다 (쉴즈 외 다수의 문헌 참조, 1994). 예를 들어, 쉴즈 외 다수는, 식이 탄수화물의 주 공급원이, 1) 글루코즈를 함유한 전분을 제공하는 옥수수, 쌀, 밀 및 감자, 2) 프럭토즈 및 글루코즈를 제공하는 사탕 수수 및 사탕 무우, 및 3) 갈락토즈 및 글루코즈를 제공하는 우유임을 개시하고 있다 (쉴즈 외 다수의 문헌 [Modern Nutrition in Health and Disease , 1994] 참조).
대조적으로, 머레이 외 다수의 문헌 [Harper's Biochemistry, 1996]에는 세포 당단백질의 올리고당 쇄 중에 통상 존재하는 8종의 단당류가 제시되어 있으며, 주베이 외 다수의 문헌 [Principles of Biochemistry, Vol II, 1995]에는 11종이 제시되어 있다. 따라서, 약 200종의 단당류 중에서 이들 11종은 포유 동물의 건강을 유지하는 데 중요한 기능을 하는 것으로 추정된다.
이들 11종의 당류로는, 갈락토즈, 글루코즈, 만노즈, N-아세틸뉴라민산, 푸코즈, N-아세틸갈락토즈아민, N-아세틸글루코즈아민 및 크실로즈 (머레이 외 다수의 문헌 [Harper's Biochemistry , 1996] 참조)와, 이두론산, 아라비노즈 및 글루쿠론산 {주베이 외 다수의 문헌 [Principles of Biochemistry, Vol II , 1995] 참조}이 있다. 이들 탄수화물의 구조는 스트라이어의 문헌 [Stryer's Biochemistry, 1995] 및 문헌 [Merck Index, 12판, 1996]에 개시되어 있다.
과학자들은 이러한 점을 인식하고 시토킨 및 다른 단백질에 글리코실부를 합성 방식으로 부착시키고자 노력하였으나, 아직은 제한적인 성공만을 거두고 있었다. 사실상, NIH는 현재 유전자 조작된 단백질과 결합된 당 부분을 합성하는 방법을 개발하는 프로젝트에 착수하였다. 그러나, 이들 합성 제조된 시토킨은 이제까지는 실망스러운 결과만을 제공하였다. 이 분야에는 아직도 해결해야 할 과제들이 많이 남아 있다. 과학자들은 먼저, 1) 당 부분을 합성하는 방법, 2) 당 부분을 단백질에 결합시키는 방법, 및 3) 건강을 증진시키기 위해 올바른 당단백질이 신체 적소에 적정 농도로 존재하도록 하는 방법을 인식하여야 한다.
수세기 동안, 전세계에 걸친 다양한 문화권의 사람들은 각종 포유 동물 질병의 치료에 식물 및 약초를 사용해 왔다. 구체적으로, 찜질약(poultices), 차, 분말, 페이스트, 추출물, 식물 또는 약초 편(片), 식물 또는 약초 추출물, 로션, 크림, 연고, 트로키 등을 비롯한 제제들이 사용되어 왔다. 또한, 전세계 많은 농지에는 생명을 유지하는 데 필요한 필수 미네랄이 결핍되어 있는 바, 비타민, 미네랄 및 식이 보조제를 종전부터 인식하고 있었고, 이러한 사실은 현재 널리 인식되어 있다. 최근에는 숙성된(vine-ripened) 과일 및 야채 중에만 존재하는 식물 화학 물질의 중요성이 밝혀졌다. 이들 필수적인 식물 영양소(이직 규명되지 않음)들을 식품에 공급하기 위해, 일부 회사에서는 동결 건조된 숙성 과일 및 야채로 구성된 식이 보조제를 공급하기 시작하였다.
영양학자들은, 필수 식이 성분을 제공하고 포유 동물의 건강을 증진시키기 위해 수백 가지의 식이 보조제를 개발해왔다. 그러나, 산업 분야에서는 생리학적 질병의 치료와 관련된 사기 제품 소송이 빈번히 발생하며, 농작물 생산의 경영학적 가치보다는 생산량에 촛점이 맞춰진 현대 농작법으로 인해 필수 식품 성분이 결핍된 낮은 가치의 농작물이 재배되었다.
오늘날 가게에서는 상당히 많은 수의 식이 보조제들이 시판되고 있으나, 사람의 식이 요건에는 여전히 충족되지 못하고 있는 실정이다. 그러한 시판되는 식이 보조제는 다수가 유의적인 영양학적 효율을 제공하지 못하는 것으로 추정된다. 본 발명자들은, 그러한 종래 제품들이 a) 올바른 영양학적 제품(들)을 포함하지 않는 점, 및 b) 이들 영양학적 제품들이 이것을 섭취한 사람에게 잘 흡수되지 않는다는 점 등의 단점 중 1개 이상을 가지고 있다고 추정하고 있다.
따라서, 건강 증진에 다른 식물 화학물질이 필요하다는 점을 과학자들이 인식하기 시작하였고, 또한 다른 사람들도 질병 치료시 식물 및 약초가 유용하다는 점을 종전부터 인식하고 있었으나, 공지된 기술 중 어느 것에도 본 발명의 내용을 시사하거나 또는 개시한 것은 없었다. 따라서, 당단백질의 구성 블록인 필수 당류를 제공하며, 포유 동물의 건강을 증진시키는 비약물의 식이 보조제가 여전히 요구되고 있다.

발명의 상세한 설명

본 발명의 목적은, 당단백질의 구성 블록인 필수 당류를 포유 동물에게 제공하므로써 건강을 증진시키는 식이 보조제를 제공하는 것이다.

등록특허 10-0450097

본 발명자들은, 포유 동물의 이사에, 이들 필수 당류를 함유한 식이 보조제를 강화시키면 건강이 증진된다는 사실을 본 발명을 통해 입증하였다. 특정 작용 기전으로 국한시키고자 하는 것은 아니나, 이들 필수 당류는 포유 동물의 신체 내로 흡수되어 당단백질의 형성에 이용되는 것으로 추정된다. 이들 필수 당류를 제공하면, 포유동물의 신체에서 이들 필수 당류를 이화(理化)시키는 데 불필요하게 에너지를 소모할 필요가 없으므로, 다른 생리학적 요구, 예를 들면 다양한 생리학적 질병의 격퇴, 구제 및/또는 완화를 위해 면역계를 증강시키는 데 에너지를 소모할 수 있다.
따라서, 본 발명은 종래 기술의 단점을 해소한 것이다. 본 발명의 하나의 특징은, 당단백질 및/또는 당지질의 생성에 필수적인 당으로 포유동물의 식이를 강화시켜 건강을 증진시키는 것이며, 이 식이 보조제로서 각종 탄수화물 조성물(즉, 당 영양소)을 사용하는 방법에 관한 것이다. 본 발명의 제1 실시 형태는, 포유 동물에 있어 올바르게 구성되어 적절하게 기능하는 당단백질 및 당지질의 생성에 필수적인 11종의 탄수화물 중 1종 이상을 규정량 함유한 영양 보조제에 관한 것이다. 이들 11종의 당 중 일부는 통상의 식품 공급원 중에서 용이하게 입수할 수 있는 한편, 다른 것들은 상당히 희귀하다.
따라서, 본 발명의 상기 제1 실시 형태는 포유 동물에서 당단백질 필수 성분인 영양 당류 제품을 제공하기 위한 식이 보조제를 제공하는 것이며, 상기 식이 보조제는, 갈락토즈, 글루코즈, 만노즈, N-아세틸뉴라민산, 푸코즈, N-아세틸 갈락토즈아민, N-아세틸글루코즈아민, 크실로즈, 아라비노즈, 글루쿠론산, 갈락투론산, 이두론산, 아라비노갈락탄, 아세틸화 만노즈, 글루코즈아민 및 갈라토즈아민으로 구성된 군 중에서 선택되는 1종 이상의 당류를, 단량체, 올리고머 또는 중합체 형태의, 유도체 또는 비유도체 형태로 영양학적 유효량 함유한다.
본 발명의 제2 실시 형태에서는, 식품 보조물이 상기 나열된 군 중에서 선택된 2종 이상, 3종 이상, 4종 이상, 5종 이상, 6종 이상, 7종 이상, 8종 이상, 9종 이상, 10종 이상 또는 11종 이상을 단량체 형태, 올리고머 형태 또는 중합체 형태 및 유도체 형태 또는 비유도체 형태로 영양학적 유효량 함유한다. 이들 당류 중 일부는 이온화 가능한 기를 가지고 있기 때문에, 본 발명은 이들의 모든 공지된 비독성염 형태까지 포함한다.
이들 당류의 단량체 형태, 올리고머 형태 또는 중합체 형태 및 유도체 형태 또는 비유도체 형태는 각종 원료(예, 트라가칸트 검, 구아검, 곡류 가루, 쌀가루, 사탕수수, 사탕무우, 감자, 우유, 한천, 알긴, 로커스트 빈 검, 프실리움(psyllium), 카라야 검, 종자 검, 낙엽송 추출물, 알로에 베라 추출물, 가티 검, 전분, 셀룰로즈, 분해된 셀룰로즈, 프럭토즈, 푸룩토즈 고함량의 옥수수 시럽, 펙틴, 키틴, 아카시아, 아라비아 검, 알긴산, 카라기난, 덱스트란, 크산탄검, 콘드로이친 황산염, 수크로즈, 아세틸화 폴리만노즈, 말토즈, 글루칸, 렌티난, 만난, 레반, 헤미-셀룰로즈, 이눌린, 프룩탄 및 락토즈)로부터 얻을 수 있다.
본 발명의 제3 실시 형태의 조성물은, 동결 건조된 숙성 과일 및 야채, 마 복합체(dioscorea complex), 약초 추출물, 약초 강장제, 베타 시토스테롤, 멜라토닌, 콩 레시틴, 비타민 또는 미네랄에서 유래된 식물 화학 물질 또는 식물 영양소를 함유할 수 있다.
본 발명의 제4 실시 형태의 조성물은 11종의 필수 탄수화물 중 1종 이상을 예비 분해 형태로 함유한다. 분해 방식으로는, 1) 전단 또는 초음파 처리 등의 물리적 분해법, 2) 효소 분해, 및 산 또는 염기 가수분해법 등의 화학적 분해법, 및 3) 세균, 진균류 또는 곰팡이 등의 미생물에 의한 생물학적 분해법 중에서 1개의 방법 또는 이들 모두를 사용할 수 있다.
본 발명의 또다른 특징은, 아세틸화 만노즈, 가티 검, 트라가칸트 검, 글루코즈아민, 옥수수 전분 및 아라비노갈락탄을 천연 및/또는 합성 단량체 형태, 올리고머 및/또는 중합체 형태로 영양학적 유효량 함유하는, 알콜 의존성 포유 동물에서의 행동 변화를 위한 식이 보조제에 관한 것이다. 구체적 실시 형태에서, 식이 보조제는, 이 보조제를 투여받은 알콜 의존성 포유 동물의 알콜 섭취 욕구를 감퇴시킨다. 또다른 구체적 실시 형태에서는, 식이 보조제가 우울 및 분노 증상 중 하나 이상을 감퇴시키거나, 또는 지각력, 활기 및 긍정적인 사고를 증가시켜 알콜 의존성인 포유 동물의 전체적인 건강을 향상시켜 준다.
본 발명의 또다른 특징은, 부작용을 유발시키는 생물학적 제제를 투여받은 포유동물에 있어 바람직하지 않은 부작용을 완화시키기 위한 식이 보조제에 관한 것으로서, 상기 식이 보조제는, 아세틸화 만노즈, 가티 검, 트라가칸트 검, 글루코즈아민, 옥수수 전분 및 아라비노갈락탄을 천연 및/또는 합성 단량체, 올리고머 형태 및/또는 중합체 형태로 영양학적 유효량 함유한다. 구체적 실시 형태에서는, 상기 식이 보조제는 중추 신경계 약물의 바람직하지 않은 부작용을 완화시켜 준다. 보다 구체적인 실시 형태에서는, 상기 식이 보조제가 집중력 결핍 과운동성 장애를 가져서 메틸페니데이트를 투여받은 포유 동물에 있어 메틸페니데이트의 바람직하지 않은 부작용을 완화시켜 준다.

발명의 개요

포유동물의 신체는 복합 다당류(예, 식물 탄수화물)를 각종 단당류로 가수 분해시키거나 또는 대사시킨 후 올리고당을 형성하는데, 이 올리고당은 체내에서 세포의 정보 교환을 위해 시토킨에 필요한 당단백질을 형성하는 데 사용된다.
본문에 사용된 용어 '식물 화학물질'이란, 식물 또는 복합 식이 매트릭스 내의 식물 조직 중에 존재하는 1종의 화학 영양 분자를 칭하는 것으로서, 이들은 가공에 의해 원상태로부터 변경되는 정도가 최소 수준이다. 본원에 사용된 용어 '약학적 영양소(nutraceutical)'란, 균형적인 일반 식사의 영양학적 질을 향상시키기 위해 식이 보조제로서 규격화되어 공급될 수 있으며 건강 증진 활성을 가지는 식물성, 광물성 또는 동물성의 비독성 영양소이다. 당 영양소 또는 식물 영양소도 또한 약학적 영양소이다.
본문에 사용된 용어 '당 영양소'는, 세포간에 중에서 자유롭게 유동하고, 세포-분자의 정보 교환에 활성을 갖거나(즉, 시토킨, 성장 인자 등), 또는 세포막의 세포-분자 활성 부위를 구성하는(즉, 수용체 부위, 이온 운반 채널, 항원 인식부 등), 각종 정보 교환 및 신호 분자류의 생화학적 합성에 필요한 합성된 탄수화물 복합체나 당류 또는 단순 당을 칭하는 것이다.
본문에 사용된 용어 '식물 영양소'란, 식물의 세포를 보호하기 위해 생성된 식물에만 유일하게 존재하는 천연 합성 분자를 의미한다. 식물 영양소는 주로 산화 방지제, 자유 라디칼 스캐빈저 및 생명 유지에 필요한 미량 영양소로서의 활

등록특허 10-0450097

성을 갖는다. 이들 분자는 식이 보조제를 통해 공급되고, 성숙한 식물 조직에 존재하며, 종자피 및 종자를 둘러싼 과일 조직에 대부분 집중되어 있다. 이들 분자는 또한 식이를 통해 포유 동물의 조직에 공급되는 경우, 세포 내 미세 환경의 생화학적, 면역학적 및 생리학적 상태를 최적화시키는 활성을 갖는다.
본원에 사용된 용어 '마 복합체(dioscorea complex)'란, 포유동물의 부신 및 생식선 호르몬을 자연 합성시키는 (퍼히 드로시클로펜타노페난트렌)을 분자 골격으로 함유하는 식품 영양소의 천연 전구체인 디오제닌, 즉 6환 시클릭 탄소 분자 착물을 제공하는 마속(멕시칸 참마) 추출물을 칭하는 것이다. 식사 중에 이 분자 착물을 공급하면 호르몬 균형이 최적으로 유지될 수 있는 한편, 정상의 생리학적 조절 매카니즘을 유지할 수 있다. 이러한 식품 보조 성분은 체내 실제 모든 기능 세포의 대사 조절을 향상시킬 수 있는 잠재성을 갖는다.
본원에 사용된 용어 '약초 추출물'이란, 식물 조직에서 생성되며 물, 극성 용매 또는 석유 용매에 의해 추출될 수 있고, 어느 정도의 유익한 건강 또는 치료 활성을 갖는 식물 화학물질을 칭하는 것이다. 대부분의 약초 제제는, 특히 농축시 켰을 때 독성을 띠나, '건강 증진 및 질병 치료용 민간 의약' 형태인 차 및 찜질약 중에서 보다 전통적인 방식으로 사용하면 통상 안전하다. 본원에 사용된 용어 '약초 강장제'란, 노화에 의한 탄성 조직 및 콜라겐 섬유 손상을 일광 손상을 감소시키고 회복시키는 것으로 본원 발명자들에 의해 관찰된 물질을 칭하는 것이며, 이들 효과는 피부의 붓기 및 탄성이 회복됨에 따라 주름, 처짐, 과다 색소 침착이 효과적으로 감소하거나 없어지며 손실된 미용 외관의 다른 바람직하지 않은 인자가 회복되는 것을 통해 확인되었다.
본 발명의 식이 보조제에 함유된 탄수화물은 각종 천연 및 합성 원료(예, 관목, 나무, 식물, 효모, 진균류, 곰팡이, 검, 수지, 전분 및 셀룰로즈 유도체), 및 천연 뮤신 원료로부터 얻을 수 있는 것이다. 천연 원료의 구체적인 예로는, (a) 아카시아, 카라야, 트라가칸트 또는 가티를 포함하는 관목 또는 나무 추출물, (b) 한천, 알긴 또는 카라기난을 포함하는 해양 검, (c) 구아, 로커스트 빈 또는 프실리움을 포함하는 종자 검, (d) 펙틴 또는 아세틸화된 폴리만노즈를 포함하는 식물 추출물, (e) 전분 및 셀룰로즈 유도체(예, 헤타전분, 카르복시메틸셀룰로즈, 에틸셀룰로즈, 히드록시프로필 메틸셀룰로즈, 메틸셀룰로즈, 산화 셀룰로즈)와, 텍스트란 및 크산탄을 포함하는 미생물 검이 있다(타일러 외 다수의 문헌 참조, 1981). 그러나, 본 발명의 조성물이, 각 탄수화물이 얻어지는 원료에만 국한되는 것은 아님을 알아야 한다.
본 발명의 당류는 본래 단당류, 올리고당류 및/또는 다당류 형태로 존재한다. 따라서, 본 발명의 조성물은 단량체 형태, 올리고머 형태 및/또는 중합체 형태로 당류를 함유할 수 있다. 하기 표 3은 본 발명의 당류의 공지된 천연 원료 중 몇 종을 나열한 것이다.

[표 3]

당류의 천연 원료	
원료 탄수화물	상응하는 당(류)
트라가칸트 검	갈락투론산, 갈락토즈, 푸코즈, 크실로즈, 아라비노즈 및 람노즈
구아 검	만노즈 및 갈락토즈(1:2 몰비)
쌀 또는 곡물 가루	글루코즈
LAREX B-1000 (낙엽송 추출물)	폴리아라비노갈락탄
MANAPOL™(알로에 베라 추출물)	아세틸화된 만노즈계 중합체
가티 검	아라비노즈, 갈락토즈, 만노즈, 크실로즈, 글루쿠론산(10:6:2:1:2 몰비)
전분	글루코즈
펙틴	갈락투론산
콘드로이틴 황산염	N-아세틸갈락토즈아민
키틴	N-아세틸글루코즈아민
아카시아(아라비아 고무)	아라비노즈, 갈락토즈, 글루쿠론산
알긴산	만노실우론산, 굴로실우론산
카라기난	갈락토즈, 3,6-안히드로갈락토즈
덱스트란	글루코즈
크산탄 검	글루코즈, 만노즈, 글루쿠론산

상응하는 원료 탄수화물과 함께 상기 나열된 당류는 특정량으로 존재하는데, 예를 들어 가티 검 및 구아 검 중의 탄수화물은 상기 표 1에 예시된 몰비로 존재한다. 천연 탄수화물 중 당류의 상대적인 양 또는 비는, 종래의 추출법 또는 분석법을 사용하면 용이하게 측정할 수 있거나 또는 당업계에 통상 사용되는 문헌을 통해 알 수 있다.
본원에 사용된 용어 '탄수화물'은, 탄수화물 화학 분야에 정의가 알려져 있는 용어인 '당', '다당' 및 '올리고당'과 호환적으로 사용된다. 본 발명의 조성물은 11종의 필수 당류 중 1종 이상을 함유하나, 이들 당류는 단당류, 올리고당류 및/또는 다당류 형태일 수 있으며, 예를 들어 트라가칸트 검 및 구아 검을 함유한 조성물은 갈락투론산, 갈락토즈, 푸코

등록특허 10-0450097

즈, 크실로즈, 아라비노즈, 람노즈 및 만노즈를 함유한 것으로 간주됨을 주지해야 한다. 따라서, 제시된 식이 보조제 중 특정 검의 양을 조절하면 상기 식이 보조제 내 각 당류의 양이 조절될 수 있다.
본 발명은 상기 제시된 11 종의 필수 당류를 포함하나, 본 발명의 식이 보조제에는 다른 당류, 영양 화합물 또는 생물학적 활성 또는 불활성 화합물도 함유될 수 있다. 그러한 다른 영양 화합물로는, 식물 영양소, 마 복합체, 식물 추출물, 약초 추출물, 식물 편, 약초 성분, 비타민 또는 미네랄 중 1 종 이상을 들 수 있다. 이들 영양 화합물은 본 발명의 식이 보조제에 첨가될 수 있거나, 또는 상기 식이 보조제를 투여받는 포유 동물에게 별도로 공급할 수 있다. 예를 들어, 본 발명의 당 영양소 함유 투여 형태를 투여받는 사람은 동일한 투여 형태 또는 다른 투여 형태로 식물 영양소를 투여받을 수도 있다. 불활성 화합물로는 향료, 충전제, 유활제, 완충제, 겔, 결합제, 부형제, 담체 및/또는 본 발명의 식이 보조제의 조제 또는 투여를 용이하게 하는 다른 화합물들을 들 수 있다. 본 발명의 당 영양소 함유 식이 보조제(심지어 추가 화합물, 제제 또는 다른 물질을 함유한 것까지도)은 모두 MANNATECH™ (미국 텍사스 코펠 소재)에서 직접 구입할 수 있다.
마 복합체는 아유스허브(일본 소재)에서 입수 가능하다. 마 복합체가 본 발명의 식이 보조제 내에 포함되는 경우, 전체 필수 당류에 대한 마 복합체의 비는 0.0001/99.9999 내지 약 50/50(중량% 기준)일 수 있다. 구체적 실시 형태에서, 전체 필수 당류에 대한 마 복합체의 비는 0.01~70/99.99~30 또는 약 10~40/90~60 또는 약 20/80이다.
식물 영양소는 Cap-Tab(미국 소재) 등의 여러 제조원에서 입수할 수 있거나, 또는 숙성한 과일 및/또는 야채를 동결 건조시킨 후 분쇄하여 분말로 형성시키서 첨가할 수 있는데, 이들 분말은 본 발명의 식이 보조제에 첨가되거나 또는 식이 보조제와 함께 공급될 수 있다. 그러한 과일 및 야채는 모든 알려진 과일 및 야채 중에서 선택될 수 있으나, 그 구체적인 예를 들자면 브로콜리, 방울다다기 양배추(brussel sprouts), 양배추, 당근, 코올리플라워, 마늘, 케일, 양파, 파파야, 파인애플, 토마토 및 순무가 있다. 이들 식물 영양소는 분말 함유 캐플릿(caplet) 또는 캡슐 형태로, 또는 임의로 향료가 첨가된 젤라틴 및 천연 과일 프럭토즈 기제 중의 형태로 제형화될 수 있다. 식물 영양소가 본 발명의 식이 보조제에 함유되는 경우, 전체 당 영양소에 대한 전체 식물 영양소의 비는 약 0.001/99.999 내지 약 99.99/0.01(중량% 기준)이다. 본원에 사용된 용어 '피토-1(phyto-1)'이란, 글리코-1(실시예 5 참조)과, 동결 건조된 생과일 및 야채를 함유한 식이 보조제이다. 구체적 실시 형태에서, 전체 당 영양소에 대한 식물 영양소는 약 20~99/80~1 또는 약 50~95/50~5이다.
식물 및 약초 추출물 중에는, 본 발명의 식이 보조제와 함께 투여되거나 또는 이중에 함유될 수 있으며 건강을 증진시킬 수 있는 영양학적 가치가 예상되는 것도 입증된 것도 다수 존재한다. 그러한 식물 및 약초 추출물은, 식물 또는 약초로부터 물질, 화합물 또는 제제를 추출하는 공지된 방법에 따라 얻을 수 있다. 구체적 실시 형태에서, 본 발명의 식이 보조제로는 브로콜리, 방울다다기 양배추, 양배추, 당근, 코올리플라워, 마늘, 케일, 양파, 파파야, 파인애플, 토마토, 아스파라거스, 버섯, 방풍나무, 래디쉬 및 순무가 있다. 식물 또는 식물 추출물이 본 발명의 식이 보조제 내에 함유되는 경우, 전체 당 영양소에 대한 전체 추출물(건조 고형물의 중량 기준)의 비는 약 0.001~75/99.999~25 내지 약 10~90/90~10(중량% 기준)이다.
본 발명의 식이 보조제에는 많은 다른 종의 비타민 및 미네랄이 함유될 수 있다. 수종의 합성 비타민 및 미네랄은 영양학적 가치가 있긴 하나, 본 발명의 식이 보조제의 구체적 실시 형태는 천연 원료에서만 얻은 비독성 비타민 및 미네랄만을 영양학적 유효량 함유한다. PROFILE™은 본원 명세서에 예시된 영양학적 연구에 사용된 비타민 및 미네랄 보조 물질의 상표명이다. 이 제품은 MANNATECH™ (미국 텍사스 코펠 소재)에서 입수할 수 있으며, a) 비타민 A, 비타민 B1, 비타민 B12, 비타민 B2, 비타민 B6, 베타 카로틴, 비아플라바노이드, 비오틴, 비타민 C, 콜린, 비타민 D, 비타민 E, 엽산, 이노시톨, 비타민 K, 니아신아미드, 파라아미노벤조산 및 판토텐산을 비롯한 비타민, 및 b) 붕소, 칼슘, 구리, GTF 크롬, 요오드, 철, 마그네슘, 망간, 몰리브덴, 칼륨, 셀레늄, 규소, 바나듐 및 아연을 비롯한 미네랄을 영양학적 유효량 함유한다. 이들 비타민 및 미네랄은 영양학적으로 허용 가능한 비독성 형태로 제공될 수 있다.
'영양학적 유효량'이란, 포유 동물에 유익한 영양학적 효과 또는 반응을 제공하는 양을 의미하는 것이다. 예를 들어, 비타민 함유 및 미네랄 함유 식이 보조제에 대한 영양학적 반응은 포유 동물마다 각기 다르기 때문에, 상기 비타민 및 미네랄의 영양학적 유효량도 규정된다. 따라서, 특정 포유 동물에는 규정된 양의 비타민 및 미네랄이 존재할 필요가 있는 한편, 다른 종의 포유 동물에서는 비타민 및 미네랄의 필요량이 달라질 수 있다.
본 발명의 식이 보조제에는, 다른 화합물, 제제 및 영양소, 예를 들면 셀룰로즈, 탄산칼슘, 콜라 열매, 콜라 열매 추출물, 컨퍼리 밸로우, 아틀란틱 켈프, 고추가루, 실리카, 스테아르산, 아미노산, 글리신, 리신, 글루탐산, 아르기닌, 탄산칼슘, 고환 물질, 구연산붕소, 피롤린산크롬, 필수 섬유, 필수 오일, 필수 식물성 물질, 필수 장내 생태 물질 및 식물상 성장 촉진제, 필수 지방산, 생프로이오틱, 단백질 및 효소도 또한 첨가될 수 있다.
본 발명의 식이 보조제는, 분말, 재구성 가능한 분말, 색상-고형 현탁액, 액상, 캡슐, 정제, 캐플릿, 로션 및 크림 투여 형태로 제조하여 포유 동물에게 투여할 수 있다. 본 발명의 식이 보조제는 세정용, 또는 눈, 귀, 직장, 설하, 경피, 구강, 질내 또는 피부 투여용으로 절절히 제형화될 수도 있음을 제형업계의 당업자들은 알 것이다. 따라서, 추잉 캔디 바, 농축액, 드롭, 엘릭서, 에멀젼, 필름, 겔, 과립, 추잉 검, 젤리, 오일, 페이스트, 향정, 펠릿, 샴푸, 린스, 비누, 스폰지, 좌약, 스왑, 시럽, 추잉 젤라틴 형태 또는 추잉 정제 등의 다른 투여 형태가 있다.
사람들마다 식사 형태가 각기 다르기 때문에, 본 발명의 식이 보조제는 여러 투여 형태로 투여하고 다양한 투여 단위 농도로 제형화할 수 있다. 예를 들어, 11종의 필수 당 중 9종이 식사에서 누락된 사람의 경우에는, 상기 9종의 당류를 영양학적 유효량으로 함유하는 식품 보조물을 조제할 수 있다. 필수 당의 생체내 흡수도가 상당히 효율적인 사람의 경우에는, 필수 당류를 소량 함유한 식이 보조제제를 제조할 수 있다.
식이 보조제의 투여 형태는, 이 보조제를 투여받는 사람의 구체적 필요에 따라 달라질 수 있음을 주지해야 한다. 예를 들어, 만성 피로 증후군 또는 섬유 근육통을 앓고 있는 사람은 통상, 알콜 섭취를 중단하고자 노력하는 알콜 중독 환자와는 영양학적 효율을 얻기 위한 필요 투여량이 다르다. 식이 보조제의 적정 투여량은, 상기 보조제의 구체적 투여

부록 73

등록특허 10-0450097

량에 대한 환자 반응(즉, 전신 건강 상태)을 관찰하면서 용이하게 결정할 수 있다. 식물 영양소, 식물 추출물, 약초 추출물 및/또는 마 복합체 등의 또다른 제제를 본 발명의 당 영양 식이 보조제와 함께 포유 동물에 투여하는 경우에는, 각 구체적 투여량에 대한 환자의 반응(즉, 전신 건강 상태)을 관찰함으로써 각 제제 및 보조제의 적정 투여량을 유사한 방식으로 용이하게 결정할 수 있다.
본 발명의 식이 보조제는 투여 형태 중 1종을 또는 조합하여 동시에 또는 순차적으로 투여할 수 있다. 본 발명의 식이 보조제는 즉각적인 건강상의 잇점을 제공할 수도 있긴 하나, 그러한 잇점이 구체화되는 데 수일, 수주 또는 수개월이 소요될 수도 있다. 그러나, 본 발명의 당 영양학적 식이 보조제는 이것을 섭취하는 포유 동물에 있어 유익한 영양학적 반응을 제공할 것이다.
본 발명의 식이 보조제는 식물 영양소, 약초 추출물, 식물 추출물 및 마 복합체 중 1종 이상과 동시에 또는 순차적으로 투여할 수 있다. 식이 보조제를 식물 영양소, 약초 추출물, 식물 추출물 및 마 복합체 중 1종 이상과 동시에 투여하는 구체적 실시 형태는 하기 실시예에 예시하였다.
본원의 실시예에서는, 본 발명의 식이 보조제를 분말 함유 캡슐 형태로 투여하였다. 식이 보조제가 식물 영양소를 함유한 경우에는 캡플릿 형태 또는 젤라틴 형태로 투여하였다. 식이 보조제가 마 복합체를 함유한 경우에는, 캡슐 형태 또는 캡플릿 형태로 투여하였다. 식이 보조제가 식물 영양소, 마 복합체 및 약초 추출물을 함유한 경우에는 캡플릿 형태로 투여하였다.
본원에 예시된 연구에 사용된 캡슐 또는 캡플릿의 크기 및 성분들에 따르면, 식이 보조제를 먼저 다음과 같이 투여하였다. 지시된 투여량은 크기 1의 캡슐 및 1000~1200 mg 용량의 캡플릿을 기준으로 한 것이다.
보조제 투여 형태
글리코-1 2개의 캡슐, 4x/일
피토-1 1개의 캡플릿, 4x/일
글리코-1 + 마 복합체 1개의 캡플릿, 4x/일
PROFILE™ 1개의 정제, 3x/일
예시된 연구에서 밝힌 바와 같이, 보조제의 투여량은 종전의 투여 처방에 대한 환자의 반응에 따라 변경하였다. 예를 들어, 처음 투여시 환자의 전체적인 건강이 개선되지 않은 경우에는, 1종 이상의 보조제의 각 투여량을 변경시켰다. 환자 마다 영양학적 반응이 각기 다르기 때문에, 각 환자에게 궁극적으로 투여되는 실제 투여량도 상당히 달랐다. 통상, 식이 보조제 및 기타의 각 보조 물질은 1 일 당 약 1 개 내지 약 12 개의 캡슐(또는 캡플릿이나 정제)을 투여하였다.
포유 동물마다 생화학적 특성이 각기 다르므로, 바람직한 건강 증진 효과를 제공하는 데 필요한 약물 또는 식품도 상당히 다양한 것으로 알려져 있다(상기 문헌 [Nutrition Against Disease, 1971] 참조). 식이 보조제에 대한 통상 처음 사용되는 상기 약학적 영양제의 양은 절충된 건강 상태에 맞게 정해진다. 식이 보조제에 대한 포유 동물의 영양학적 반응을 결정하고 투여량의 증가가 정당한 지의 여부를 결정하는 데 있어서는, 활기, 경직도, 통증, 불안감, 숙면, 부상 회복 및 감정 상태를 영양학적 효율 표시 인자로서 사용한다. 당 영양소 섭취량의 감소 가이드로는, 상기 매개 변수의 저하나 제거 또는 건강상의 불평 감소를 이용한다. 잇점을 제공하는 데 필요한 당 영양소의 양과 관련된 복잡한 인자로는 각 개인의 영양소 필요량이 있을 수 있는데, 이러한 차이는 유전적인 면, 생화학적 적 균형, 질병 상태, 생리 상태의 변경, 과거 및 현재의 전신 영양 상태, 개인의 식사 형태 및 개인이 섭취하는 식품의 영양소 함량차이로 인한 것이다. 결핍된 영양소(들)가 본 발명의 식이 보조제에 의해 충분히 공급되는 경우 원하는 반응 또는 건강의 향상이 이루어진다. 인체는 유전자 조절을 통해 자체적으로 방어, 회복, 재생, 조절 및 치유 기능을 가지며, 이러한 기능을 수행하는 원료는 영양소가 공급해준다. 본 발명의 식이 보조제는, 도시/교외 식품 체인에서는 더이상 흔히 볼 수 없는 당 영양소를 함유하고 있으므로, 최적의 생화학적 및 생리학적 상태에 필요한 것으로 확인된 영양소의 보다 최적의 원료를 공급해준다.

실시예

실시예 1
본 발명 제품의 적당한 조성은 다음과 같다. 갈락투론산, 갈락토즈, 푸코즈, 크실로즈, 아라비노즈 및 람노즈의 원료인 트라가칸트 검(100 kg)을 스텐레스 스틸 리본 배합기 내에 채워 넣고, 만노즈 및 갈락토즈의 원료인 구아 검(10 kg)을 스텐레스 스틸 리본 배합기 내에 채워 넣었다. 트라가칸트 검과 구아 검의 혼합물을 5 분 동안 혼합하였다. 이후, 이 혼합물에 Aerosil 380™(실리카겔) 250 g을 유동화제로서 첨가하고, 글루코즈 원료인 쌀 가루 200 kg을 글루텐 비함유 충전제로서 첨가하였다. 이후, 이 혼합물을 15 분 동안 교반한 후, 최종적으로 이 혼합물에 스테아르산칼슘 100 g을 윤활제로서 첨가한 뒤, 이 혼합물을 3 분 동안 더 교반하여 벌크 분말을 생성시켰다. 이 분말은, 모델 8(엘란코) 캡슐 충전기를 사용하여 크기 1의 젤라틴 캡슐에 충전 중량 250 mg으로 채워 넣었다.

실시예 2
본 발명 제품의 또다른 적당한 조건은 다음과 같다.
플로리다 후드 프로덕트, 알드리치 케미칼 캄파니 및 시그마 케미칼에서 시판하는 갈락토즈, 글루코즈, 만노즈, N-아세틸뉴라민산, 푸코즈, N-아세틸갈락토즈아민, N-아세틸글루코즈아민 및 크실로즈 25 kg씩을 스텐레스 스틸 리본 배합기 내에 채워 넣고 5 분 동안 혼합하였다. 이어서, Aerosil 380™(실리카겔) 250 g을 상기 혼합물에 유동화제로서 첨가한 후, 글루코즈 원료인 쌀가루 200 kg을 글루텐 비함유 충전제로서 첨가하였다. 이후, 이 혼합물을 15 분 동안 교반한 후, 최종적으로 이 혼합물에 스테아르산칼슘 100 g을 윤활제로서 첨가한 뒤, 이 혼합물을 3 분 동안 더 교반하여 벌크 분말을 생성시켰다. 이 분말은, 모델 8(엘란코) 캡슐 충전기를 사용하여 크기 1의 젤라틴 캡슐에 충전 중

등록특허 10-0450097

량 250 mg으로 채워 넣었다.
실시예 3
본 발명의 벌크 생성물의 또다른 적당한 조성은 다음과 같다. 이 제제는 실시예 2에 따라 제조할 수 있다. 지시된 중량 %는 조성물의 최종 중량을 기준으로 한 것이다.
중량% 성분 밀도 근사치
20 트라가칸트 검 T/3 0.71 g/ml
20 가티 검 1호 0.79 g/ml
40 아라비노갈락탄 0.20 g/ml
20 MANAPOL(등록 상표) 0.12 g/ml
성분 합계 0.30 g/ml
트라가칸트 검 T/3과 가티 검 1호는 모두 AEP 콜로이드(뉴욕 발스톤 스파 소재)에서 시판하는 나무 추출물이다. 아라비노갈락탄은 관목에서 얻은 것이며, 노스 어메리칸 파마칼(미국 코넥티컷 노르워크 소재)에서 시판된다. MANAPOL(등록 상표)은, 캐링톤 래보러토리즈(미국 텍사스 어빙 소재)에서 시판하는 동결 건조된 알로에 베라 추출물이다.
실시예 4
표준화 측정법
하기 측정법은 본 발명의 당 농도를 표준화하는 방법을 기술한 것이다.
기준: 모든 탄수화물 기준은 알드리치 케미칼 캄파니(미국 위스콘신 밀워키 소재)에서 입수하였다.
용출제: 저항이 약 17 MOhm 이상인 탈이온수.
샘플 제조: 상부에 스크루가 장착되어 있고 테플론으로 피복된 10 ml 들이 시험관에서 분석하고자 하는 샘플 10 mg에 2N 불화수소산 2 ml를 첨가하였다. 이 샘플을 120℃에서 1 시간 동안 항온 처리하여 단당류로 가수 분해시켰다. 기류 하에 과량의 시약을 제거한 후, 샘플을 1 ml의 탈이온수에 현탁시켰다.
HPLC 분석: AOAC 공식 분석 방법(분석법 977.20).
실시예 5
이 실시예의 식이 보조제는, 상기 실시예에 따라 대량으로 제조하였다. Glyco-1로 칭해지는 이 제제는 하기 성분들을 지시된 양으로 함유하였다. 중량%는 모든 성분들을 함유한 최종 제제의 중량을 기준으로 한 것이다.
성분 중량%
MANAPOL(등록 상표)(알로에 베라 추출물) 10
가티 검 10
트라가칸트 검 10
글루코즈아민 10
옥수수 전분 12
아라비노갈락탄 48
이 조성물은 전술한 바와 같이 국소 제제 및 경구 제제로 제형화하였다.
실시예 6
주위 부족성 활동 항진 질병(ADHD)에 있어 약물에 의한 부작용 감소
ADHD에 대해서는 문헌 [Manual 4판 (DSM-IV)]에 정의되어 있다. 1군은, 부모가 메틸페니데이트를 섭취시키지 않은 5명의 아동으로 구성되었다(NO MED 군). 나머지 12명의 아동의 경우에는, (a) 6명의 아동에게는 일반 처방 투여량을 투여하는 형태(MED 군), (b) 6명의 아동에게는 감소된 양, 즉 일반 처방 투여량을 투여하는 형태(MED RED 군) 중 한 형태로 투여하였다.
측정 수단은, DSM-IV 중후군의 ADHD 등급 스케일로 구성되었다. 18개의 항목을 심각도에 따라 0~3 등급으로 분류하였다. DSM-IV에 나열된 적대 반항 질환(ODD) 중후군 및 행동 장애(CD)에 대해서도 동일한 등급을 설정하였다. 부모와 선생님 모두 각 평가시 상기 등급을 사용하였다. 또한, 부모는 그들의 자녀에 대한 전신 건강 목록을 작성하였다.
모든 검색 측정을 완료한 후, 모든 대상자들에게는 이들의 식사에 당 영양소 제품 Glyco-1을 첨가하여 공급하였다(첫 날에는 10 파운드/체중에 해당하는 캡슐 1개, 나머지 연구 기간 동안에는 20 파운드/체중에 해당하는 캡슐 1개씩을 공급). 2주 째에는 부모와 선생님이 또다른 등급 시리즈를 작성하고, MED RED 군에게는 약물을 처방량의 절반으로 줄여서 투여하였다. 3주 째에는, 식품 보조 과정에 식물 영양소(Phyto-1, 1일 당 5개 씩)를 추가하였다. 5주 및 6주 째에는 추가 등급 시리즈를 작성하였다.
결과는, 메틸페니데이트만으로 이미 얻어진 상기 ADHD 중후군 치료 효과에 대해 Glyco-1이 추가의 개선 작용을 제공하지는 않는 것으로 나타났다. 그러나, Glyco-1을 대상에 투여한 경우, 메틸페니데이트에 의한 부작용이 통계학적 유효 수준의 감소를 보였으며, 전체적인 건강 상태가 향상되었다.
실시예 7
Glyco-1을 사용한 알콜 중독증의 치료
이 연구에 사용된 Glyco-1 캡슐은 실시예 6에 따라 제조하였다. 이 연구의 목적은, 알콜 중독 상태에서의 기분 상태 및 알콜 요구 증상에 대한 당 영양소 실품 보조제의 효과를 평가하기 위한 것이었다. 이 연구는 다음과 같이 실시하였다.
미국 알칸사스 리틀 락에 소재하는 지방 알콜 중독 보호 그룹으로부터 2군의 대상을 모집하였다. 이들 대상은 각각 알콜 의존성 면에서 문헌 [Diagnostic and Statistical Manual 4판 (DSM-IV)]의 기준에 부합되었다. 회복군의 금주 기간은 2.5 년 내지 6 년 11 개월이었다. 이들 2군의 경우, 알콜 복용 기간은 15 년 내지 30 년이었으며, 이들의 연령

등록특허 10-0450097

은 33세 내지 62세였다.
측정 수단은, 알콜 요구의 자체 분류 등급(0 등급 내지 9 등급으로 분류) 및 기분 상태 프로필(POMS)로 구성되었다. POMS의 65 개 항목을 5 등급, 즉 지각, 우울, 활기, 노여움/짜증, 및 긍정적인 사고로 분류하였다. 이들 측정은, 당 영양소를 섭취시키기 전과 5주 동안의 연구 종료시에 실시하였다.
각 대상의 식사에 당 영양소를 첨가하였는데, 첫째날에는 10 파운드/체중에 해당하는 캡슐 1개를, 이후의 나머지 실험 기간 동안에는 20 파운드/체중에 해당하는 캡슐 1개씩을 투여하였다. 다른 간섭은 없었다.
그 결과, 5 명 대상의 평균 처음 알콜 요구도는 통계학적으로 유의적인 방식으로 감소하였다. 마찬가지로, 측정된 모든 기분 상태에서도 통계학적으로 유의적인 향상을 나타내 보였다.

실시예 8
당 영양소를 사용한 각종 질환의 치료
환자에게 Glyco-1을 단독으로 또는 Phyto-1, 산야 감자 + Glyco-1 및 PROFILE™ 중 1 종 이상과 함께 투여한 경우 산출된 결과를 하기 표에 요약하였다.
보조 물질 투여량
Glyco-1(A) 2개의 캡슐, 4x/일
Phyto-1(B) 1개의 캐플릿, 4x/일
Glyco-1 + 마 복합체(C) 1개의 캐플릿, 4x/일
PROFILE™ (D) 1개의 정제, 3x/일
'E'는 당 영양소를 함유한 국소적 하이드로겔 제제를 칭하는 것이다.
'F'는 당 영양소 및 약초 추출물을 함유한 경구 식이 보조제를 칭하는 것이다.
각 연구 기간 동안, 환자의 진행 상태와, 지시된 식이 보조제 투여에 대한 영양 반응 또는 전체적 건강 반응을 관찰하였다. 처음 투여에 잘 반응하지 않은 환자의 경우에는, 투여 처방을 변경한 후 그 진행 상태를 다시 관찰하였다. 각 경우, 적정량의 Glyco-1을 투여한 결과, 지정된 환자에 있어 전체적인 건강 증진에 필요한 필수 당(류)이 영양학적 유효량으로 공급되었다. 즉, 본 발명의 당 영양소 함유 식이 보조제는 상기 나열된 질환의 치료에만 국한되는 것은 아니다. 그보다는, 본 발명의 식이 보조제는 환자 신체가 자체 치유력을 가질 수 있는 데 필요한 당 영양소를 환자에게 공급해준다.

[표 4a]

질병	투여된 영양제품	치료 결과
노화 진행 또는 최적의 건강 계획	A,B,C,D	체지방 감소, 근육량 및 골 밀도 증가, 혈청 생화학 상태가 보다 건강한 수준으로 변화
지속적인 노인성 발작	A,B,C	감각 회복 및 근육 조절
다발성 동맥경화증	A,B,C	감각 회복 및 근육 조절
근위축성 외측 동맥경화증	A,B,C	감각 회복 및 근육 조절
근 영양 실조	A,B,C	감각 회복 및 근육 조절
대뇌 마비	A,B,C	감각 회복 및 근육 조절
모반 퇴화	A,B,C	시력 회복
발작	A,B,C	알레르기 및 감염의 감소 또는 제거, 협동, 학습, 기억 및 외관의 개선
다운 증후군	A,B,C	알레르기 및 감염의 감소 또는 제거, 협동, 학습, 기억 및 외관의 개선
전신 복합적 면역 결핍 증후군	A,B,C	항체 및 T 세포 기능의 회복
가족성 흑내장성 백치 (Tay-Sachs)	A,B,C	손실된 기능의 회복
색소성 망막염	A,B,C	시력 회복
색맹	A,B,C	색 구별 가능
헌팅톤 무도병	A,B,C	손실된 기능의 회복 또는 개선
알츠하이머병	A,B,C	손실된 기능의 회복 또는 개선
파킨슨병	A,B,C	손실된 기능의 회복 또는 개선
염증성 다발성 신경장애	A,B,C	손실된 기능의 회복 또는 개선
폐쇄성 두부 창상 증후군	A,B,C	손실된 기능의 회복 또는 개선

등록특허 10-0450097

척수 손상	A,B,C	손실된 기능의 회복 또는 개선
궤양성 대장염	A,B,C	궤양 치유
크론병	A,B,C	궤양 치유
정신분열증	A,B,C	기능 개선
우울증	A,B,C	기능 개선
불안 반응	A,B,C	기능 개선
강박 질환	A,B,C	기능 개선
신경 경련	A,B,C	기능 개선
무안정 다리 증후군	A,B,C	기능 개선
토우렛 증후군	A,B,C	기능 개선
자폐증	A,B,C	기능 개선
베그너 과립종	A,B,C	조직 복귀
루프스 E	A,B	병변 치유
류마티스성 관절염	A,B	증상의 완화
갑상선염	A,B	항핵 항체의 정상화
중증 근무력증	A,B	항핵 항체의 정상화
당뇨병	A,B	글루코즈 및 Hgb AIC의 정상화, 망막 기능의 회복, 궤양 치유, 감염 제거, 고지질의 정상화, 인슐린 및 글리코메드의 감소
골다공증	A,B	통증 감소 및 골밀도 증가
알콜 중독증	A	요구 감소
코카인 중독증	A	요구 감소
아테롬성 경화증	A,B	전체 콜레스테롤, LDL 및 트리글리세리드 수준 감소, HDL 증가, 혈관 개방 및 부정맥의 개선

[표 4b]

특발성 심근염 (바이러스성)	A,B	분출 기능 증가, 심장 크기 회복, 콕사키 바이러스 및 항체 수준의 증가, 및 심부전의 전도
류마티스성 관절염	A,B	통증, 경직성, 열 및 종창의 제거, 활동 영역, 근력 및 지구력의 회복
퇴행성 관절염	A,B	통증, 경직성, 열 및 종창의 제거, 활동 영역, 근력 및 지구력의 회복
창상 관절염	A,B	통증, 경직성, 열 및 종창의 제거, 활동 영역, 근력 및 지구력의 회복
유년성 관절염	A,B	통증, 경직성, 열 및 종창의 제거, 활동 영역, 근력 및 지구력의 회복
천식	A	호흡 단축 및 숨가쁨 증상의 제거, 및 폐 기능 향상
코 및 눈의 알레르기와 고초열	A	가려움, 종창, 발진 증상의 제거
실리콘 유방 삽입물	A,B,C	증상의 완화 또는 제거
환경적 독소 증후군	A,B,C	증상의 완화 또는 제거
에이전트 오렌지	A,B,C	증상의 완화 또는 제거
걸프전 증후군	A,B,C	증상의 완화 또는 제거
B형 및 C형 간염	A,C,D	간 효 및 증상의 정상화

부록 77

등록특허 10-0450097

독감 바이러스	A,C,D	증상의 예방 또는 완화 및 개선
일반 감기	A,C,D	증상의 예방 또는 완화 및 개선
AIDS	A,C,D	증상의 제거, HIV-1의 m-RNA 미검출, 면역 기능의 회복
헤르페스	A,C,D	침입 제거
사마귀	A,C,D	침입 제거
인체의 유두 바이러스	A,C,D	침입 제거
이염 매질(만성 또는 영구적)	A,C,D	증상의 제거 및 항생제 필요
백혈병	A,B,C,D	염색체 변형의 교정
림프종	A,B,C,D	조직 생검의 정상화
육종(성세포종)	A,B,C,D	조직 생검의 정상화
유방, 전립선, 난소, 위장 및 폐 등의 부신 종양	A,B,C,D	전이 부위 제거, 및 검출되지 않을 정도의 수준까지 종양체가 수축
심각한 내전 및 여성 불감증	A,B,C,D	중년의 심리적 관심 및 생리적 성 기능 복귀
심각한 당뇨병, 레이노병, 동상, 뱀에게 물린 상처, 및 아테롬성 경화증의 통증, 궤양 및 냉증	A,C,E	
일광 손상 피부, 노화 피부 및 방사선 손상 피부	A,C,E	색소 침착, 주름 및 탄성 손실의 감소와, 표피 및 진피의 회복
운동성	C,F	나이가 적고 많은 육상 선수 모두에 있어 근력 및 지구력 향상, 피로 지연, 회복 촉진

산업상 이용 가능성

요약컨대, 본 발명은 최적의 건강 상태를 증진시키고 유지시키기 위한 식이 보조제 및 영양 지지제 분야에 관한 것이다. 보다 구체적으로, 본 발명은 올바른 구조 및 이에 따른 적절한 기능을 가진 당단백질의 제조에 필수적인 식이 보조제로서의 탄수화물 조성물에 관한 것이다.
모든 세포의 정보 교환에 있어 당단백질이 중요한 기능을 한다는 사실이 최근 과학 분야에서 밝혀졌다. 많은 시토킨, 즉 세포 내 '단어'는 글리코실부가 결합되지 않은 상태에서는 적절한 기능을 수행하지 못한다. 신체는, 식물 탄수화물 등의 복잡한 다당류를 각종 단당류로 가수 분해시킨 후 올리고당류로 재구성한다. 이 올리고당류는 체내에서 세포의 정보 교환 및 이에 따른 건강 증진을 위해 시토킨에 필요한 당단백질을 형성하는 데 사용된다.
본 발명은, 고도로 정제된 식품[이러한 정제 과정에 의해 많은 필수 성분들, 구체적으로 올바른 구조 및 적절한 기능을 가진 당단백질의 생성에 필요한 당류가 제거됨]으로 이루어진 현대 식사 형태로 인한 문제점을 해소할 것이다.
이상에서는 본 발명의 구체적 실시 형태를 상세히 설명하였다. 본 발명의 영역 및 기술 사상으로부터 이탈되지 않는 범위에서는 본 발명의 실시 형태에 대한 변경이 가능함을 당업자라면 본 발명의 설명에 비추어 알 수 있을 것이다. 본원에 개시된 모든 실시 형태는 실험을 수행하지 않고도 본 발명의 설명에 비추어 실시할 수 있을 것이다. 본 발명의 전체 영역은 상기 설명 및 이들의 등가 실시 형태에 제시되어 있다. 본원 명세서에 의해 본 발명의 전체 보호 영역이 국한되는 것은 아니다.

(57) 청구의 범위

청구항 1.
갈락토즈, 글루코즈, 만노즈, 크실로즈 및 아세틸화 만노즈로 이루어진 제1군의 당에서 선택되는 1개 이상의 당; 및 N-아세틸뉴라민산, 푸코즈, N-아세틸갈락토즈아민, N-아세틸글루코즈아민, 아라비노즈, 글루쿠론산, 갈락투론산, 이두론산, 아라비노갈락탄, 글루코즈아민 및 갈락토즈아민으로 이루어진 제2군의 당에서 선택되는 1개 이상의 당을 영양학적 유효량 포함하고, 포유 동물 당단백질의 필수 구성 성분인 유도체화되거나 유도체화 되지 않은 단량체, 소중합체 또는 중합체 형태의 당류 영양 제품을 제공하는 식이 보조제.
청구항 2.
삭제
청구항 3.
삭제

청구항 4.
삭제
청구항 5.
삭제
청구항 6.
삭제
청구항 7.
삭제
청구항 8.
삭제
청구항 9.
삭제
청구항 10.
삭제
청구항 11.
삭제
청구항 12.
삭제
청구항 13.
삭제
청구항 14.
삭제
청구항 15.
삭제
청구항 16.
삭제
청구항 17.
삭제
청구항 18.
제1항에 있어서, 상기 식이 보조제는 갈락토즈, 글루코즈, 만노즈, 크실로즈, 아세틸화 만노즈, N-아세틸뉴라민산, 푸코즈, N-아세틸갈락토즈아민, N-아세틸글루코즈아민, 아라비노즈, 글루쿠론산, 갈락투론산, 이두론산, 아라비노갈락탄, 글루코즈아민 및 갈락토즈아민으로 이루어진 군에서 선택되는 6개 이상의 당을 포함하는 것인 식이 보조제.
청구항 19.
제1항에 있어서, 상기 식이 보조제는 갈락토즈, 글루코즈, 만노즈, 크실로즈, N-아세틸 뉴라민산, 푸코즈, N-아세틸갈락토즈아민, N-아세틸글루코즈아민, 크실로즈, 이두론산, 아라비노즈 및 글루쿠론산으로 이루어진 군에서 선택되는 6개 이상의 당을 포함하는 것인 식이 보조제.
청구항 20.
제1항에 있어서, 상기 식이 보조제는 갈락토즈, 글루코즈, 만노즈, N-아세틸뉴라민산, 푸코즈, 크실로즈, 아라비노즈, 글루쿠론산, 이두론산, N-아세틸갈락토즈아민 및 N-아세틸글루코즈아민을 포함하는 것인 식이 보조제.
청구항 21.
제1항에 있어서, 갈락토즈, 글루코즈, 만노즈, 크실로즈 및 아세틸화 만노즈로 이루어진 제1 군의 단당류에서 선택되는 1개 이상의 단당류; 및
N-아세틸뉴라민산, 푸코즈, N-아세틸갈락토즈아민, N-아세틸글루코즈아민, 아라비노즈, 글루쿠론산, 갈락투론산, 이두론산, 글루코즈아민 및 갈락토즈아민으로 이루어진 제2군의 단당류에서 선택되는 1개 이상의 단당류를 영양학적 유효량 포함하는 것인 식이 보조제.
청구항 22.
제1항에 있어서, 갈락투론산, 갈락토즈, 푸코즈, 아라비노즈, 만노즈 및 글루코즈를 포함하고, 여기서 갈락투론산, 갈락토즈, 푸코즈, 크실로즈 및 아라비노즈는 트라가칸트 검으로서 첨가되고; 만노즈 및 갈락토즈는 구아 검으로서 첨가되고; 그리고 글루코즈는 쌀가루로서 첨가되는 것인 식이 보조제.
청구항 23.
제22항에 있어서, 상기 트라가칸트 검, 구아 검 및 쌀가루는 상기 식이 보조제 내에서 10:1:20의 중량비로 존재하는 것인 식이 보조제.
청구항 24.
제1항에 있어서, 갈락토즈, 글루코즈, 만노즈, N-아세틸뉴라민산, 푸코즈, N-아세틸갈락토즈아민, N-아세틸글루코즈아민 및 크실로즈를 포함하는 것인 식이 보조제.
청구항 25.
제24항에 있어서, 상기 식이 보조제는 쌀가루를 더 포함하는 것인 식이 보조제.

등록특허 10-0450097

청구항 26.
제25항에 있어서, 상기 갈락토즈, 글루코즈, 만노즈, N-아세틸뉴라민산, 푸코즈, N-아세틸갈락토즈아민, N-아세틸글루코즈아민, 크실로즈 및 쌀가루는 상기 식이 보조제 내에서 1:1:1:1:1:1:1:1:8의 중량비로 존재하는 것인 식이 보조제.
청구항 27.
제1항에 있어서, 갈락투론산, 갈락토즈, 푸코즈, 크실로즈, 아라비노즈, 만노즈, 글루쿠론산, 아라비노갈락탄 및 아세틸화 만노즈를 포함하고, 여기서 상기 갈락투론산, 갈락토즈, 푸코즈, 크실로즈 및 아라비노즈는 트라가칸트 검으로서 첨가되고; 아라비노즈, 갈락토즈, 만노즈, 크실로즈 및 글루쿠론산은 가티 검으로서 첨가되고; 그리고 아세틸화 만노즈는 알로에 베라 추출물로서 첨가되는 것인 식이 보조제.
청구항 28.
제27항에 있어서, 상기 식이 보조제는 트라가칸트 검을 20 중량%, 가티 검을 20 중량%, 아라비노갈락탄을 40 중량%, 그리고 알로에 베라 추출물을 20 중량% 포함하는 것인 식이 보조제.
청구항 29.
제1항에 있어서, 아세틸화 만노즈, 아라비노즈, 갈락토즈, 만노즈, 크실로즈, 글루쿠론산, 갈락투론산, 푸코즈, 글루코즈아민, 글루코즈 및 아라비노갈락탄을 포함하고, 여기서 상기 아세틸화 만노즈는 알로에 베라 추출물로서 첨가되고; 아라비노즈, 갈락토즈, 만노즈, 크실로즈 및 글루쿠론산은 가티 검으로서 첨가되고; 갈락투론산, 갈락토즈, 푸코즈, 크실로즈 및 아라비노즈는 검 트라가칸트로서 첨가되고; 그리고 글루코즈는 옥수수 전분으로서 첨가되는 것인 식이 보조제.
청구항 30.
제29항에 있어서, 상기 식이 보조제는 알로에 베라 추출물을 10 중량%, 가티검을 10 중량%, 트라가칸트 검을 10 중량%, 글루코즈아민을 10 중량%, 옥수수 전분을 12 중량% 및 아라비노갈락탄을 48 중량% 포함하는 것인 식이 보조제.
청구항 31.
제29항 또는 제30항에 있어서, 알코올 의존성 포유 동물에서 행동을 변화시키기 위한 것인 식이 보조제.
청구항 32.
제29항 또는 제30항에 있어서, 부작용을 유발하는 생물학적 제제를 투여받은 포유 동물에서 부작용을 감소시키기 위한 것인 식이 보조제.
청구항 33.
제32항에 있어서, 상기 식이 보조제는 중추신경계 약물의 원하지 않는 부작용을 감소시키기 위한 것인 식이 보조제.
청구항 34.
제33항에 있어서, 상기 식이 보조제는 집중력 결핍 과운동성 장애를 가진 포유 동물에서 메틸페니데이트의 부작용을 감소시키기 위한 것인 식이 보조제.
청구항 35.
제1항, 제18항 내지 제20항 중 어느 한 항에 있어서, 상기 1개 이상의 당은 트라가칸트 검, 구아 검, 곡물 가루, 쌀가루, 사탕수수, 사탕무우, 감자, 우유, 한천, 알긴, 로우커스트두 검, 프실리움(psyllium), 카라야 검, 종자 검, 낙엽송 추출물, 알로에 베라 추출물, 가티 검, 전분, 셀룰로즈, 분해된 셀룰로즈, 프럭토즈, 프럭토즈 고함량의 옥수수 시럽, 펙틴, 키틴, 아카시아, 아라비아 검, 알긴산, 카 라기난, 덱스트란, 크산탄 검, 콘드로이친 황산염, 수크로즈, 아세틸화 폴리만노즈, 말토즈, 글루칸, 렌티난, 만난, 레반, 헤미-셀룰로즈, 이눌린, 프럭탄 및 락토 즈 중 1개 이상에서 발견되는 소중합체 또는 중합체 형태로 제공되는 것인 식이 보조제.
청구항 36.
제1항, 제18항 내지 제30항 중 어느 한 항에 있어서, 숙성되고 동결 건조된 과일 및 야채, 마(dioscorea) 복합체, 약초추출물, 약초 강장제, 베타 시토스테롤, 멜라토닌, 당류 생흡수 보조제, 및 비타민과 미네랄 중 1개 이상을 영양학적 유효량 더 포함하는 것인 식이 보조제.
청구항 37.
제36항에 있어서, 상기 숙성되고 동결 건조된 과일 및 야채는 브로콜리, 방울다다기 양배추(brussels sprouts), 양배추, 당근, 콜리플라워, 마늘, 케일, 양파, 파파야, 파인애플, 토마토 및 순무 중 1개 이상을 포함하는 것인 식이 보조제.
청구항 38.
제36항에 있어서, 상기 식이 보조제는 상기 당을 약 0.01 내지 약 99.999 중량% 포함하고, 상기 숙성되고 동결 건조된 과일 및 야채를 약 0.001 내지 약 99.99 중량% 포함하는 것인 식이 보조제.
청구항 39.
제38항에 있어서, 상기 식이 보조제는 상기 당을 약 1 내지 약 80 중량% 포함하고, 상기 숙성되고 동결 건조된 과일 및 야채를 약 20 내지 약 99 중량% 포함하는 것인 식이 보조제.
청구항 40.
제39항에 있어서, 상기 식이 보조제는 상기 당을 약 5 내지 약 50 중량% 포함하고, 상기 숙성되고 동결 건조된 과일 및 야채를 약 50 내지 약 95 중량% 포함하는 것인 식이 보조제.
청구항 41.
제36항에 있어서, 상기 식이 보조제는 상기 당을 약 50 내지 약 99.9999 중량% 포함하고, 상기 마 복합체를 약 0.00

01 내지 약 50 중량% 포함하는 것인 식이 보조제.
청구항 42.
제41항에 있어서, 상기 식이 보조제는 상기 당을 약 30 내지 약 99.99 중량% 포함하고, 상기 마 복합체를 약 0.01 내지 약 70 중량% 포함하는 것인 식이 보조제.
청구항 43.
제42항에 있어서, 상기 식이 보조제는 상기 당을 약 60 내지 약 90 중량% 포함하고, 상기 마 복합체를 약 10 내지 약 40 중량% 포함하는 것인 식이 보조제.
청구항 44.
제43항에 있어서, 상기 식이 보조제는 상기 당을 약 80 중량% 포함하고, 상기 마 복합체를 약 20 중량% 포함하는 것인 식이 보조제.
청구항 45.
제36항에 있어서, 상기 약초 추출물은 브로콜리, 방울다다기 양배추, 양배추, 당근, 콜리플라워, 마늘, 케일, 양파, 파 파야, 파인애플, 토마토, 아스파라거스, 버섯, 파스닙, 무 및 순무 중 1개 이상으로부터 추출된 것인 식이 보조제.
청구항 46.
제36항에 있어서, 상기 식이 보조제는 상기 당을 약 25 내지 약 99.999 중량% 포함하고, 상기 약초 추출물을 약 0.001 내지 약 75 중량% 포함하는 것인 식이 보조제.
청구항 47.
제46항에 있어서, 상기 식이 보조제는 상기 당을 약 10내지 약 90 중량% 포함하고, 상기 약초 추출물을 약 10 내지 약 90 중량% 포함하는 것인 식이 보조제.
청구항 48.
제36항에 있어서, 상기 생흡수 보조제는 콩 레시틴을 포함하는 것인 식이 보조제.
청구항 49.
제36항에 있어서, 상기 비타민은 비타민 A, 비타민 B1, 비타민 B12, 비타민 B2, 비타민 B6, 베타 카로틴, 바이오플라보노이드류, 바이오틴, 비타민 C, 콜린, 비타민 D, 비타민 E, 엽산, 이노시톨, 비타민 K, 니아신아미드, 파라-아미노벤조산 및 판토텐산을 포함하고, 상기 미네랄은 붕소, 칼슘, 구리, GTF 크롬, 요오드, 철, 마그네슘, 망간, 몰리브덴, 칼륨, 셀레늄, 규소, 바나듐 및 아연을 포함하는 것인 식이 보조제.
청구항 50.
제1항, 제18항 내지 제30항 중 어느 한 항에 있어서, 건강을 증진시키고 유지하기 위한 것인 식이 보조제.
청구항 51.
제1항, 제18항 내지 제30항 중 어느 한 항에 있어서, 필요로 하는 포유 동물에서 올바르게 구성되고 적절하게 기능하는 당단백질 및/또는 당지질을 생산하기 위한 것인 식이 보조제.